精选清末云南名医著作集萃

仲景大全书

编撰　清·余道善

校注　秦琼　聂坚

中医古籍出版社
Publishing House of Ancient Chinese Medical Books

图书在版编目（CIP）数据

仲景大全书 /（清）余道善撰；秦琼，聂坚校注—北京：中医古籍出版社，2021.7

（精选清末云南名医著作集萃）

ISBN 978-7-5152-1804-5

Ⅰ.①仲… Ⅱ.①余… ②秦… ③聂… Ⅲ.①《伤寒论》—研究 ②《金匮要略方论》—研究 Ⅳ.① R222.29 ② R222.39

中国版本图书馆 CIP 数据核字（2018）第 199441 号

仲景大全书

编撰　清·余道善
校注　秦琼　聂坚

策划编辑　郑　蓉
责任编辑　张凤霞
责任校对　蒿　杰
封面设计　韩博玥
出版发行　中医古籍出版社
社　　址　北京市东城区东直门内南小街 16 号（100700）
电　　话　010-64089446（总编室）010-64002949（发行部）
网　　址　www.zhongyiguji.com.cn
印　　刷　北京市泰锐印刷有限责任公司
开　　本　710mm×1000mm　1/16
印　　张　15
字　　数　215 千字
版　　次　2021 年 7 月第 1 版　2021 年 7 月第 1 次印刷
书　　号　ISBN 978-7-5152-1804-5
定　　价　58.00 元

致　谢

本书承蒙云南省大理州余道善先生之孙余品高、余泽高提供原书底本。

本书由云南省"十二五"立项建设一级学科博士授权点（中基方向）、云南中医学院中医治未病理论应用研究省创新团队经费资助。

谨此致谢！

《仲景大全书》编委会

编　　撰　　清·余道善

校　　注　　秦　琼　聂　坚

名誉主编　　李　平

主　　审　　郑　进

副主编　　梁　玲　张建英

编　　委　　左爱学　刘　宁　张华庆

李艳红　张建英　李梦华

毕立雄　杨胜林　杨俊斌

柯　瑾　熊洪艳

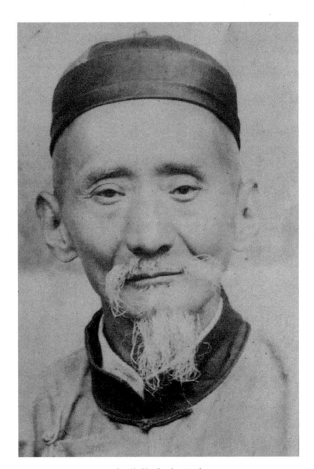

余道善先生照片

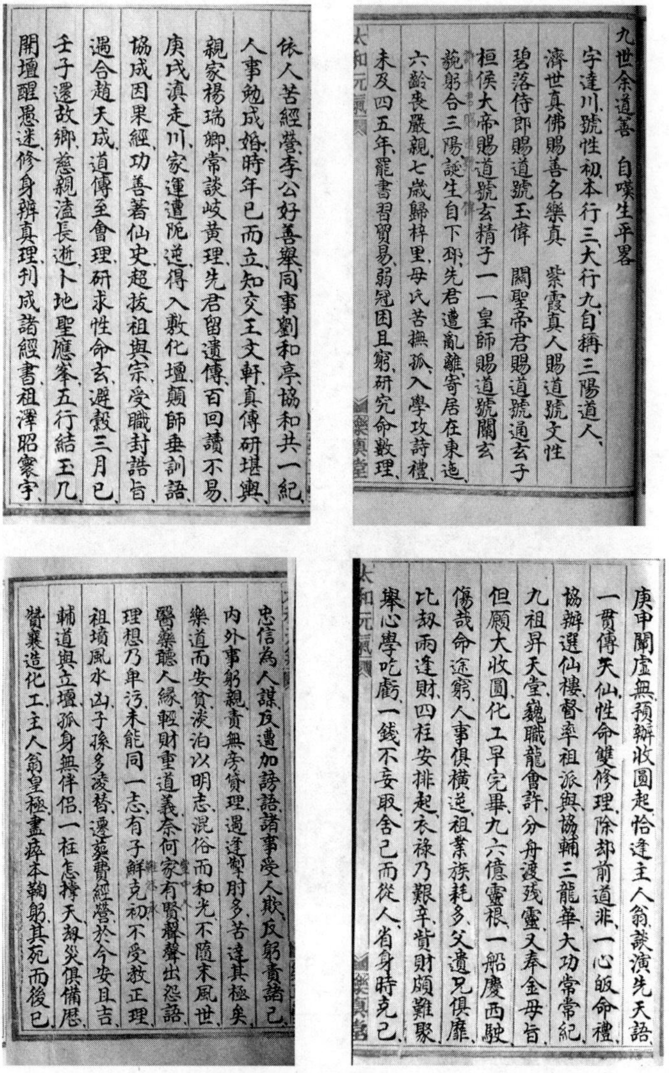

九世余道善　自嘆生平畧

字達川、號性初、本行三、大行九、自稱三陽道人、
濟世真佛賜善名樂真　紫霞真人賜道號文性
碧落侍郎賜道號玉偉　關聖帝君賜道號通玄子
桓侯大帝賜道號玄精子　一一皇師賜道號闡玄
藐躬合三陽、誕生自下邳、先君遭亂離、寄居在東迤、
六齡喪嚴親、七歲歸梓里、母氏苦撫孤、入學攻詩禮、
未及四五年、罷書習貿易、弱冠困且窮、研究命數理、

依人苦經營、李公好善舉、同事劉和亭、協和共一紀、
人事勉成婚、時年已而立、知交王文軒、真傳研堪輿、
親家楊瑞卿、常談岐黄理、先君留遺傳、百回讀不易、
庚戌滇走川、家運遭阨逆、得入敷化壇、顛師垂訓語、
協成因果經、功善著仙史、超拔祖與宗、受職封誥旨、
遇合趙天成、道傳至會理、研求性命玄、避穀三月已、
壬子還故鄉、慈親溘長逝、卜地聖應峯、五行結玉几、
開壇醒愚迷、修身辨真理、刊成諸經書、祖澤昭寰宇、

庚申闡虛無、預辦收圓起、恰逢主人翁、談演先天語、
一貫傳天仙、性命雙修理、除却前道非、一心皈命禮、
協辦選仙樓、督率祖派與、協輔三龍華、大功常常紀、
九祖昇天堂、巍職龍會許、分舟渡殘靈、又奉金母旨、
但願大收圓、化工早完畢、九六億靈根、一船慶西駛、
傷哉命途窮、人事俱横逆、祖業族耗多、父遺兄俱靡、
比叔兩逢財、四柱安排起、衣祿乃艱辛、背財頗難聚、
舉心學吃虧、一錢不妄取、舍己而從人、省身時克己、

忠信為人謀、反遭加謗語、諸事受人欺、反躬責諸己、
内外事躬親、責無旁貸理、遇逢掣肘多、苦達其極矣、
樂道而安貧、淡泊以明志、混俗而和光、不隨末風世、
醫藥聽人緣、輕財重道義、奈何家有賢、聲聲出怨語、
理想乃卑污、未能同一志、有子鮮克初、不受教正理、
祖墳風水凶、子孫多凌替、遷葬費經營、於今安且吉、
輔道與立壇、孤身無伴侶、一柱怎擎天、劫災俱備歷、
贊襄造化工、主人翁皇極、盡瘁本鞠躬、其死而後已、

余道善自序书影

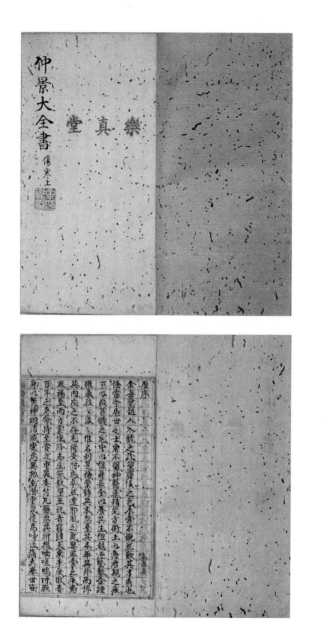

《仲景大全书》部分书影

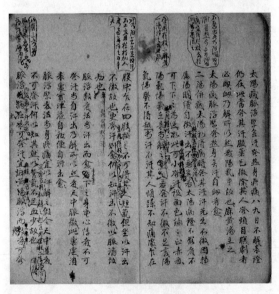

《仲景大全书》部分书影

《仲景大全书》部分书影

伤寒八九日下之胸满烦惊小便不利谵语一身尽
重不可转侧也柴胡加龙骨牡蛎汤主之
柴胡加龙骨牡蛎汤方
半夏 大枣 龙骨 铅丹 桂枝 茯苓 柴胡 牡蛎 大黄
生姜 人参

伤寒腹满谵语寸口脉浮而紧此肝乘脾也名曰纵
刺期门

伤寒发热啬啬恶寒大渴欲饮水其腹必满自汗出
小便利其病欲解此肝乘肺也名曰横刺期门

太阳病二日反躁反熨其背而大汗出大热入胃
胃中水竭躁烦必发谵语十余日振栗自下利者此为
解也故其汗从腰以下不得汗欲小便不得反呕欲
失溲足下恶风大便硬小便当数而反不数及不多大
便已头卓然而痛其人足心必热谷气下流故也

太阳病中风以火劫发汗邪风被火热血气流溢
失其常度两阳相熏灼其身发黄阳盛则欲衄阴虚
小便难阴阳俱虚竭身体则枯燥但头汗出剂颈而
还腹满微喘口干咽烂或不大便久则谵语甚者至哕
手足躁扰捻衣摸床小便利者其人可治

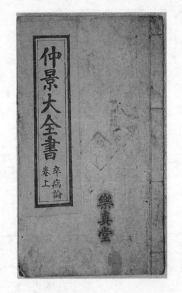

《仲景大全书》部分书影

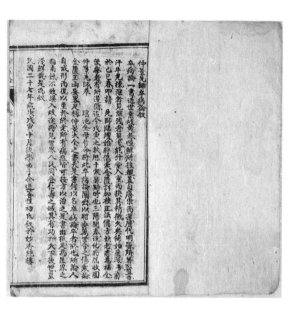

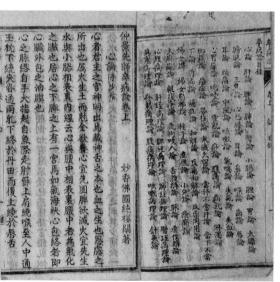

《仲景大全书》部分书影

熊　序

云南是人类的起源地之一，云南中医药根植于三迤大地，多样的气候，丰富的资源，众多的民族，独特的区位，使云南的中医药具有鲜明的地域特色。正如成书于 600 年前的《滇南本草·序》中所言："余幼酷好本草，考其性味，辨地理之情形，察脉络之往来，留心数年，合滇中蔬菜草木种种性情，并著《医门揽要》二卷，以传后世。"自兰茂以来，历代云南医家发医门之奥旨，承当世之技艺，救民间之疾苦，载心得于典籍，余道善、沈士真是为其中的代表人物，其著作成为发掘发展云南中医药的宝贵史料和重要基石。

《精选清末云南名医著作集萃》系我校已故楚更五教授 2010 年在云南大理发掘到的云南地方中医古籍，所有著作均成书于清末民初，历时百余载，由于种种原因，一直封存于书栏，包括余道善所著《医学通灵》《仲景大全书》《余氏医论医方集》三部，沈士真所著《岐黄续编》《中医理法针药全书摘要》两部。此五部著作以不同形式和体例对中医医理、治法等分门别类进行论述，尤为突出的是其诊疗方法、经验方药，以及有关防病、养生、保健、优生等，论述具有鲜明的地方特色和民族特色，内容翔实而具体，具有较强的实用性，书中折射了当时云南的自然、人文、地理和社会，对今天讲好云南故事、写好云南文章、贡献云南智慧，具有重要的参考价值。

楚更五教授于 21 世纪初自冀至滇，一直致力我省中医药古籍的整理研究，孜孜以求，呕心沥血，先后整理出版了《医门揽要》《重订医学正旨择要》等一批珍贵的文献古籍，对传承发展滇南医药做出了不可磨灭的贡献。然天妒英才，楚更五教授未及将书稿点校完毕便英年早逝，惜之！叹之！憾之！未竟之业，得其弟子齐心协力，历时五年，熟读深思，精雕细琢，结集出版，刊行于世，既告慰先人，又启迪后学，故乐为之序！

熊 磊

（云南中医药大学校长，教授，博士生导师）

2019 年 12 月 21 日

郑　序

中医学从秦汉开始自中原逐步传入云南，不断受到云南独特的地理环境、自然资源、社会文化等影响，并与少数民族医学相互渗透，吸纳云南各少数民族传统医药经验、理论，形成了具有区域特色的滇南医学体系。之后几千年，从明代的兰茂、孙光豫到清代的彭子益、余道善、沈士真等，多位地方著名医药学家及其医药著作的出现，促进了滇南医学体系的完善、传承和发展。

楚更五教授是云南中医药大学（原云南中医学院）2003 年从河北承德医学院引进的高层次人才，由于我们从事的学科领域相近，交往较多，在我的印象中，他是一位知识渊博、治学严谨的优秀学科带头人。由于他有现代医学的背景，在中医基础理论现代研究方面有很深的造诣，同时在文献研究方面他也有很扎实的功底，为此，我和他就中医基础研究既要重视实验研究，更不能忽视文献研究等问题进行过很好的探讨和交流并联合发表过文章。到云南工作后他多次跟我说，他要做一名真正的云南中医人，要为云南地方中医药做点事，于是他为自己的学科明确了方向，致力于云南省地方中医药古籍的发掘和整理研究，他带领团队先后整理出版了明代著名医药学家兰茂的《医门揽要》及清代著名医家陈子贞编订的清代云南医学堂系列教材《医学正旨择要》等云南地方代表性医学著作，为厘清滇南医学发展脉络、探索滇南医学学术渊源、传承发扬滇南医学体系做出了巨大贡献。

2010 年，楚更五教授在云南大理发掘到一系列成书于清末民初时期的云南地方中医古籍，其中包括滇西名医余道善所著的《医学通灵》《仲景大全书》《余氏医论医方集》，滇西北名医沈士真所著的《中医理法针药全书摘要》《岐黄续编》。这系列著作以不同的体例分别从理论到临床、从治法到方药、从药物到针灸、从优生到养生等进行了详细论述，内容丰富、翔实，具有较强的学术和临床价值。2011 年末的一天，他来到我办公室（当时我已经调离云南中医学院工作）用近两个小时的时间给我详细做了以上介绍，并希望今后能有机会到民间收集更多的云南地方中医药的资料进行整理研究，为打造云南地方中医药品牌和特色多做一些工作，其精神令人感动。

遗憾的是天妒英才，2012 年楚更五教授因病不幸逝世，这是云南中医基础学科发展的巨大损失。感谢楚更五教授生前培养了一批很好的研究团队，他们继承了楚更五教授未完成的事业，将他生前收集的这些著作重新集结整理形成《精选清末云南名医著作集萃》，这系列著作的出版和研究，对挖掘和发扬滇南医学特点、推广滇南医学应用具有重要意义。

在《精选清末云南名医著作集萃》正式出版之际，我们深切地怀念楚更五教授，为他对滇南医学的发展所做出的卓越贡献深表敬意和衷心的感谢！更为其弟子团队所做的工作表示衷心的感谢！滇南医学研究少不了这样一支团队！

望其弟子团队继续师傅事业，为滇南医学事业奋发图强！

郑　进

（云南省中医药学会会长，教授，博士研究生导师，
原云南中医学院副院长，原云南省中医药管理局局长）

2019 年 12 月 27 日于昆明

余品高、余泽高序

祖国医学浩如烟海、博大精深，历代先贤论著汗牛充栋。后辈从医之人皆望吸取其精要，临证能得心应手。先祖父余道善研究东汉医圣张仲景之《伤寒论》《金匮要略》，结合云南民族特点、社会文化、气候条件，并汇聚云南多位医家临床经验，增补方论，写成《仲景大全书》，全书共有五册，内容系统全面。

先祖父余道善，字达川，号性初，自号三阳道人，云南省大理县人，祖籍湖北松滋。清同治甲戌年（1874年）十二月出生于下邳（今江苏邳州），卒于甲申年（1944年）八月，是云南久负盛名的医学家、命理学家。

《仲景大全书》是先祖父医学著作中的代表作，他的著述还有《医学通灵》《余性初医案》《余氏批注伤寒论记》《余氏批注金匮要略记》《从学要览》《修身学》等。其中《仲景大全书》《医学通灵》曾以木刻印刷出版，惜因工艺落后，费时费力，印数寥寥，当今世人知之绝少。先祖父去世后，由于时局动乱，再版无望。

曾祖精通医术，但因过早辞世，先祖父未得其真传。但先祖父从小决心继承父业，弘扬医术，治病救人，遂以先辈遗留医著及岐黄仲景之书日夜用心研读，孜孜不倦，博览群书。历经数十年，学业大进，尽得先辈精妙，终成深受人们爱戴的一代名医。先祖父忠信为人，轻财重义，不落俗套，乐道安贫，淡泊名利，省身克己。"举心学吃亏，一钱不亡取"是他做人的原则，因此，就医者每日应接不暇，深受广大患者爱戴。先父余振家，号克五，从小受先祖父教诲，尽得先祖父真传且精于针灸之术，兼通化学，自创土法制作锟水畅销滇西而闻名。

"大跃进"时期，先祖父完成他所有著作的地方"纯楼老宅"被作为编制箩筐粪箕的作坊，所有木刻板露天遭受日晒雨淋而开裂变形，严重损毁，付诸丙丁。随后多年，晚辈历尽千辛，将其书稿妥善藏存，期盼来日面世，为白州人民做出微薄贡献。

改革开放以来，党和政府大力提倡发掘祖国丰富的医学文化宝库。云南中医学院硕士研究生导师、云南中医药古籍文献整理研究带头人楚更五教授独具慧眼，将尘封近百年的先祖父遗著发掘出来，首次对该书进行点校整理出版，使先祖父著作能再现于世，利国利民，以了我余氏历代之心愿。

余道善之孙：余品高　余泽高

庚寅年秋月　于纯楼老宅

校注说明

　　《精选清末云南名医著作集萃》（余道善卷）为清末民初时期云南大理名医余道善（字性初）所著，是云南大理地方具有代表性的中医古籍，共包括《医学通灵》《仲景大全书》《诊脉要旨》《余记内外良方》《医学五则·伤寒脉诀》《奇方妙术》《余性初医案》《是乃仁术》等著作，其中前七部著作为云南大理名医余道善所著，《是乃仁术》为葆巨公著。

　　本次点校，结合各著作内容、体例及版面等情况，将《医学通灵》《仲景大全书》两部独立出版，《诊脉要旨》《余记内外良方》《医学五则·伤寒脉诀》《奇方妙术》《余性初医案》《是乃仁术》六部汇编成《余氏医论医方集》出版。

　　特别说明：《是乃仁术》原书封面记录为葆巨公著，但未查到著者其他信息，且著作内容简洁，因此结合内容、体例及版面等情况，将其与一起发掘到的其他著作合并为一书出版。

　　本次校勘主要运用本校法，参用对校法，对于校注过程中的具体问题处理如下：

　　1. 原书竖排改为横排，采用现代标点方法对原文重新进行句读。

　　2. 凡原书中繁体字，均改为规范简化字。异体字、古体字、俗写字均适当加以规范，除部分仍保留外，如"胎"（表示舌苔时，当为"苔"；表示妊娠等时，则为"胎"），"總"（当为"总"），"症"（部分当为"证"），"府"（部分当为"腑"）等字，其余尽量前后律齐，并于首见处注明。

　　3. 底本中因写刻致误的明显错别字，径改，并于首见处注明。

　　4. 原书中有些章节篇幅较长或段落不明，整理时据其内容适当分段，以利于研究。

　　本次注释方法具体如下：

　　1. 对原书底本中的错讹、脱漏、衍文倒置者，尽可能加以校正，所改动、补入、删减处均以校注序码标出，页末示校记说明。

2.遇有脱误或脱漏资料补正者，存疑待考。

3.对原文中出现的生僻字词或方言，如药名、病名和中医术语，尽可能以现代的标准语言及名称加以注释和校正，页末示校记说明。

4.原文中部分处方为余道善先生补方，与伤寒论原文不符；部分论述为余道善先生根据自己对经典认识后进行转述与经典论著原文不尽相同。为保持著作原貌，本次校注未作更改。

5.原文中部分药物未注明剂量，为保持著作原貌，本次校注未作增补。

目 录

云南大理乐真堂藏板

弟子赞

赞曰：

大哉仲圣	生知安行	伤寒金匮	后世准绳
校正增补	集厥大成	空前绝后	万世常经
德配尧舜	荡荡难名	是书一出	寿世活人
人人熟读	明哲保身	下育幼子	上养老亲
不惟和己	兼及利人	富贵贫贱	一视同仁
拔乎流俗	娇娇不群	猗欤① 仲景	万古一人

弟子　余乐真敬赞

---

① 猗欤：是叹词，表示赞叹。欤，同"与"。

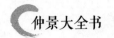

《伤寒论》原序

　　余每览越人入虢之诊，望齐侯之色，未尝不慨然叹其才秀也。怪当今居世之士，曾不留神医药，精究方术，上以疗君亲之疾，下以救贫贱之厄，中以保身长全，以养其生，但竞逐荣势，企踵权豪，孜孜汲汲，唯名利是务，崇饰其末，忽弃其本，华其外而悴其内，皮之不存，毛将安附焉？卒然遭邪风之气，婴非常之疾，患及祸至，而方震栗，降志屈节，钦望巫祝，告穷归天，束手受败。赍百年之寿命，持至贵之重器，委付凡医，恣其所措。咄嗟呜呼！厥身以毙，神明消灭，变为异物，幽潜重泉，徒为啼泣。痛夫！举世昏迷，莫能觉悟，不惜其命，若是轻生，彼何荣势之云哉？而进不能爱人知人，退不能爱身知己，遇灾值祸，身居厄地，蒙蒙昧昧，蠢若游魂。哀乎！趋世之士，驰竞浮华，不固根本，忘躯徇物，危若冰谷，至于是也！

　　余宗族素多，向余二百，建安纪年以来，犹未十稔，其死亡者，三分有二，伤寒十居其七。感往昔之沦丧，伤横夭之莫救，乃勤求古训，博采众方，撰用《素问》《九卷》《八十一难》《阴阳大论》《胎胪药录》，并平脉辨证，为《伤寒杂病论》合十六卷。虽未能尽愈诸病，庶可以见病知源，若能寻余所集，思过半矣。

　　夫天布五行，以运万类，人禀五常，以有五藏，经络府俞，阴阳会通；玄冥幽微，变化难极。自非才高识妙，岂能探其理致哉！上古有神农、黄帝、岐伯、伯高、雷公、少俞、少师、仲文，中世有长桑、扁鹊，汉有公乘阳庆及仓公。下此以往，未之闻也。观今之医，不念思求经旨，以演其所知，各承家技，终始顺旧。省疾问病，务在口给；相对斯须，便处汤药。按寸不及尺，握手不及足；人迎跌阳，三部不参；动数发息，不满五十。短期未知决诊，九候曾无仿佛；明堂阙庭，尽不见察。所谓窥管而已。夫欲视死别生，实为难矣！

　　孔子云：生而知之者上，学则亚之。多闻博识，知之次也。余宿尚方术，请事斯语。

汉长沙太守南阳张机仲景撰

民国己巳年二月初十日戌刻

仲景先师至　批云

伤寒原文、金匮玉函二册所赠之方及三阴篇所补之证失传已久，今幸余子乐真有回天救世之心，请吾临乩①校正，功德无量，名传千古，寿世齐天。

吾奉金母命赐功八万笔生李梧，赐功五万司香报字，平沙沈炳南、杨涛、余振家各赐功二万，各赐玉酒三杯，延寿一纪，此批。

---

① 乩（jī）：指占卜问疑。

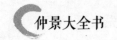
孙思邈真人降序

夫伤寒一道之缺如也，久矣！业医者恃一己之管窥妄加评论，每加其所不当加，减其所不当减，紫竟夺朱，误世误人之不计也。末世士流半生之蠹测，妄加参究。每补其所不当补，续其所不当续，目竟混珠。戕生戕命之不顾也。可不痛哉！可不痛哉！此岂仲翁著书之本意哉？此岂先生济人济世之本心哉？奈先生与余心虽怨之以天，凡遥隔措手无从兹尔。余子性初心存济世，由乩阐而补之。俾皓月晦而复明，至法缺而复全，医道没而复兴。与其有功于生命世道，建功于近今医会，岂浅鲜哉！是为叙。

民国己巳年五月二十五日降

自 序

仲景先师，医之圣人也。所著《伤寒论》《金匮玉函》二书，为后世立法，千古不易。奈汉唐时代，印刷术尚未盛行，经千百年人手传写，其中错误散失者多，有法无方者愈多，虽历代明医各有注解，错误者竟未能改，散失者竟未能补，方缺者竟未能增，已成憾事于兹矣！溯自道光庚子开坛，神道设教。九十年间，所阐经忏善书，汗牛充栋。道善宣统辛亥，到川入坛，值仙佛阐经挽世。已发起校正医书之愿。归里后，约诸同仁，设坛习乩。民国己未，已将先师之书原文录出，特请先师临坛校正，奈时届龙砂浩劫，天人预办收圆，阴阳争战，先师未便临坛校正。耿耿寸衷，又历十余寒暑，今阴阳战事稍平，乾坤奠定，气数将返太古，复恳先师，幸蒙欣允临坛，错误者改之，散失者补之，有法无方者增之，可谓大全书矣！校正之后，道善不敢私藏负咎，愿以公之天下后世。窃思先师，仙逝两千年，精灵如在，今临坛校正，宛若亲口授受矣。但愿读是书者，如亲先师，耳提面命，当深思玩味，举一反三，用以济世活人，同登仁寿之域，是则道善之所厚望也。

　　民国十八年岁次己巳仲春月后学余道善序于大理之纯楼

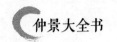

凡　例

乐真敬拟

《伤寒论》《金匮玉函》二书，历代明医，虽有注解，然各执己见，注合者固多，不合者亦不少，原文错误者无人能改，方缺者无人能补，兹叩请先师亲临纯楼校正增补完璧，名曰《仲景大全书》。

仲景先师，为医道中万世师表，是书为空前绝后之书，无法不备。学者，能熟读深思，得其妙蕴，庶条分缕晰，临证了然，丝丝入扣，百发百中，济世活人，功德无量。

是书经唐宋元明清历朝以来，名医注解，不下百数部，读者岂止万亿人，究竟无人能诠一字，补一方，是书之贵重有如此。校正增补，谈何容易？其中有天命存焉。苟时非其时，人非其人，曷①克臻此，读是书者，其珍重之。

世间各种医者，虽系明医著述，各有所长，不过一证二证，历代明医无不由仲景书中领略一二而成，未能尽善尽美，甚矣，医道之难也。

世间各种善书，劝善规过，孰云无功，顾不过劝得人于一时，且限于一隅一方，是书无论富贵贫贱，善者恶者，万方万世，俱有补益。诚为天下第一大善书也。捐赀成全此书者，功德不可思议。

人生于世，风寒暑湿，侵人成病，在所不免，是书家家户户，人人当读，用以保全身体性命，杜绝庸医误人之害。

历代明医注解，繁而杂，此云寒，彼云热，此云气病，彼云血病，读之不唯荒废岁月，且心无主宰矣！今兹先师亲临校正增补，是由根本上解决，直切了当，人人宜百回读之。

世间各种书籍，有益于人者固多，无益于人者亦不少，是书人人熟读，不唯医理高明，文理亦高明也。医理高明，可以利己，可以利人。文理高明，不唯医理进步，他种科学亦易进步，岂止一举两得哉！

---

① 曷（hé）：文言代词，表示疑问。

各药方，古今分两轻重不同，枚数大小各异，汉时之一两，合今时之一钱，原方分两，此部与彼部不相符合，是由成板重印时错误也，兹与今时之轻重处定其分两，不过为一般人定其大略耳。且人之身体强弱寒热及年龄老幼，各有不同，又新病久病，劳心劳力亦各不同。

药品则各方所产，得气之厚薄偏全，更不一致，要在临机应变于汗吐下和清温消补八法中，分别春夏秋冬四时而定其分两，可也。行此道者，当于此细心加察，勿玩忽是幸。

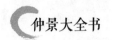

《仲景大全书》增补改目录

仲景先师亲降纯楼校正增补

《伤寒论》原文：

太阳篇上　　　　原方计三十四，补方计一十三

太阳篇中　　　　原方计五十九，内改方计六，补方计三十五

太阳篇下　　　　原方计四十四，内改方计九，补方计四十六

阳明篇　　　　　原方计四十六，内改方计一，补方计五十二

少阳篇　　　　　原方计一，补方计五

太阴篇　　　　　增法计七，原方计四，补方计一十

少阴篇　　　　　增法计五，原方计二十四，内改方计二，补方计二十六

厥阴篇　　　　　增法计五，原方计二十，内改方计一，补方计三十

霍乱篇　　　　　增法计五，原方计七，补方计一十二

阴阳易差后劳复病　　原方计五，内改方计一，补方计四

以上合计四百八十方，除雷同外，原方则一百一十三方，补方则一百四十七方也。[①]

《金匮玉函》原文：

是册合计四百一十四方，原方二百有八，补方二百有六也。

脏腑经络先后病痉湿暍病　原方计十一，内改方计一，补方计十三

百合狐惑阴阳毒病　　　　原方计十三，补方计二

疟病　　　　　　　　　　原方计三，补方计十二

中风历节病　　　　　　　原方计三，补方计十四

血痹虚劳病　　　　　　　原方计八，内改方计一，补方计十二

肺痿肺痈咳嗽上气病　　　原方计十，内改方计一，补方计五

奔豚气病　　　　　　　　原方计十一，内改方计一，补方计十三

[①]　原书中各篇方剂数与方剂总数合计确有不符，其统计方法待考。

伤寒论原文卷一

仲景先师校正增补《伤寒论》原文

妙香佛国纯楼降校

辨太阳病脉证篇上

太阳之为病，脉浮，头项强痛而恶寒。

太阳病，发热，汗出，恶风，脉缓者，名为中风。桂枝汤主之。

太阳病，或已发热，或未发热，必恶寒，体痛，呕逆，脉阴阳俱紧者，名为伤寒。麻黄汤主之。

伤寒一日，太阳受之，脉若静者，为不传；颇欲吐，若躁烦，脉数急者，为传也。

伤寒二三日，阳明、少阳证不见者，为不传也。

太阳病，发热而渴，不恶寒者，为温病。调胃承气汤下之。若发汗已，身灼热者，名风温。桂枝大黄汤下之驱之。风温为病，脉阴阳俱浮，自汗出，身重，多眠睡，鼻息必鼾，语言难出。若被下者，小便不利，直视失溲；脉沉细数者，用白通汤，加人尿、猪胆汁温之利之。若被火者，微发黄色，剧则如惊痫，时瘛疭，脉数有力，舌黄，渴饮水者，用承气汤攻之，后用四苓汤利之。若火熏之，一逆尚引日，再逆促命期。

病有发热恶寒者，发于阳也；无热恶寒者，发于阴也。发于阳者七日愈，发于阴，六日愈。以阳数七，阴数六故也。

太阳病，头痛至七日以上自愈者，以行其经尽故也。若欲作再经者，针足阳明，使经不传则愈。

太阳病，欲解时，从巳至未上。

病人身大热，反欲得近衣者，热在皮肤，寒在骨髓也，四逆汤主之。

太阳中风，阳浮而阴弱。阳浮者，热自发，可与芍药汤；阴弱者，汗自出，可与桂枝汤。啬啬恶寒，淅淅恶风，翕翕发热，鼻鸣干呕者，太阳兼有太阴也，桂枝汤去桂枝，加茯苓、人参、知母主之，肺热去，干呕止，鼻不鸣，太阳本病不退者，可与桂枝汤，则愈。

太阳病，头痛，发热，汗出，恶风，桂枝汤主之。

太阳病，项背强几几，反汗出恶风者，桂枝加葛根汤主之。

太阳病，下之后，其气上冲者，可与桂枝汤。方用前法。若不上冲者，不得与之。

太阳病三日，已发汗，若吐，若下，若温针，仍不解者，此为坏病，桂枝不中与之也。观其脉证，知犯何逆，随证治之。桂枝本为解肌，若其人脉浮紧，发热汗不出者，不可与之也。常须识此，勿令误也。

若酒客病，不可与桂枝汤，得之则呕，以酒客不喜甘故也。

喘家，作桂枝汤加厚朴杏仁，佳。

凡服桂枝汤吐者，其后必吐脓血也。法宜平肺，视其兼证，随证治之。

太阳病，发汗，遂漏不止，其人恶风，小便难，四肢微急，难以屈伸者，桂枝加附子汤主之。

太阳病，下之后，脉促胸满者，桂枝去芍药汤主之。

若微恶寒者，桂枝去芍药方中加附子汤主之。

太阳病，得之八九日，如疟状，发热恶寒，热多寒少，其人不呕，清便欲自可，一日二三度发，脉微缓者，为欲愈也，桂枝加柴胡汤主之。脉微而恶寒者，此阴阳俱虚，不可更发汗、更下、更吐也，宜小建中汤主之。面色反有热色者，未欲解也，以其不能得小汗出，身必痒，宜桂枝麻黄各半汤。

太阳病，初服桂枝汤，反烦不解者，先刺风池、风府，却与桂枝汤则愈。

服桂枝汤，大汗出，脉洪大者，与桂枝汤，如前法。若形似疟，一日再发者，汗出必解，宜桂枝二麻黄一汤。

服桂枝汤，大汗出后，大烦渴不解，脉洪大者，白虎加人参汤主之。

太阳病，发热恶寒，热多寒少，脉微弱者，此无阳也，不可发汗，宜桂枝二越婢一汤。

服桂枝汤，或下之，仍头项强痛，翕翕发热，无汗，心下满，微痛，小便不利者，桂枝去桂加茯苓白术汤主之。

伤寒脉浮，自汗出，小便数，心烦，微恶寒，脚挛急，反与桂枝汤以攻其表，此误也，宜柴胡加白术汤。得之便厥。咽中干，烦躁，吐逆者，作甘草干姜汤与之，以复其阳。若厥愈足温者，更作芍药甘草汤与之，其脚即伸。若胃气不和，谵语者，少与调胃承气汤。若重发汗，复加烧针者，四逆汤主之。

问曰：证象阳旦，按法治之而增剧，厥逆，咽中干，两胫拘急而谵语。师曰：言夜半手足当温，两脚当伸，后如师言。何以知此？答曰：寸口脉浮而大，浮为风，大为虚，风则生微热，虚则两胫挛。病形象桂枝，因加附子参其间，增桂令汗出，附子温经，亡阳故也。厥逆，咽中干，烦躁，阳明内结，谵语，烦乱，更饮甘草干姜汤。夜半阳气还，两足当热，胫尚微拘急，重与芍药甘草汤，尔乃胫伸，以承气汤微溏，则止其谵语，故知病可愈。

太阳病，项背强几几，无汗恶风，葛根汤主之。

太阳与阳明合病者，必自下利，葛根汤主之。

太阳与阳明合病，不下利，但呕者，葛根加半夏汤主之。

太阳病，桂枝证，医反下之，利遂不止，脉促者，表未解也，桂枝汤加味治之。喘而汗出者，葛根黄连黄芩汤主之。

太阳病，头痛发热，身疼腰痛，骨节疼痛，恶风无汗而喘者，麻黄汤主之。

太阳病，十日已去，脉浮细而嗜卧者，外已解也。设胸满痛者，与小柴胡汤。脉但浮者，与麻黄汤。

太阳中风，脉浮紧，发热恶寒，身疼痛，不汗出而烦躁者，大青龙汤主之。若脉微弱，汗出恶风者，不可服。服之则厥逆，筋惕肉𤸷，此为逆也。

伤寒脉浮缓，身不疼，但重，乍有轻时，无少阴证者，大青龙汤发之。

伤寒表不解，心下有水气，干呕发热而咳，或渴，或利，或噎，或小便不利，少腹满，或喘者，小青龙汤主之。

伤寒心下有水气，咳而微喘，发热不渴。服汤已渴者，此寒气去欲解也。小青龙汤主之。

辨太阳病脉证篇中

太阳病，外证未解，脉浮弱者，当以汗解，宜桂枝汤。

太阳病，下之微喘者，表未解故也，桂枝加厚朴杏子汤主之。

太阳病，外证未解者，不可下也，下之为逆。欲解外者，宜桂枝汤。

太阳病，先发汗不解，而复下之，脉浮者不愈。浮为在外，而反下之，故令不愈。今脉浮，故知在外，当须解外则愈，宜桂枝汤。

太阳病，脉浮紧，无汗，发热，身疼痛，八九日不解，表证仍在，此当发其汗。服药已，微除，其人发烦目瞑。剧者必衄，衄乃解，所以然者，阳气重故也。麻黄汤主之。

太阳病，脉浮紧，发热，身无汗，自衄者，愈。

二阳并病，太阳初得病时，发其汗，汗先出不彻，因转属阳明，续自微汗出，不恶寒，宜桂枝去桂加柴葛汤。若太阳病证不罢者，不可下，下之为逆，可小发汗，宜桂枝汤。设面色缘缘正赤者，阳气怫郁在表，当用桂枝二麻黄一汤解之；若发汗不彻，不足言，阳气怫郁不得越，当汗不汗，其人躁烦，不知痛处，乍在腹中，乍在四肢，按之不可得，其人短气，但坐，以汗出不彻故也，更发汗则愈，宜桂枝加人参芍药汤治之。何以知汗出不彻？以脉涩故知也。

脉浮数者，法当汗出而愈。下之，身重心悸者，不可发汗，当自汗出乃解。所以然者，尺中脉微，此里虚，须表里实，津液自和，便自汗出愈。

脉浮紧者，法当身疼痛，宜以汗解之。假令尺中迟者，不可发汗。何以其然？以荣气不足，血少故也，主以柴桂二陈汤和解之。

脉浮而恶寒者，可发汗，宜麻黄汤；脉浮而缓，恶寒，汗出者，可小发汗，宜麻桂各半汤。脉浮而数者，可发汗，宜麻黄汤。

病常自汗出者，此为荣气和。荣气和者，外不谐，以卫气不共荣气谐和故尔。以荣行脉中，卫行脉外，复发其汗，荣卫和则愈，宜桂枝汤。

病人脏无他病，时发热，自汗出，而不愈者，此卫气不和也。先其时发汗则愈，宜桂枝汤加桂主之。

伤寒脉浮紧，不发汗，因致衄者，麻黄汤主之。

伤寒不大便六七日，头痛有热者，与承气汤。其小便清者，知不在里，仍在表也，当须发汗；若头痛者，必衄，宜桂枝汤。

伤寒发汗解，半日许复烦，脉浮数者，可更发汗，宜桂枝一麻黄二汤。

凡病若发汗、若吐、若下、若亡血、亡津液、阴阳自和者，必自愈，宜用桂枝加柴胡汤和之。

大下之后，复发汗，小便不利者，亡津液故也，五苓散利之。得小便利，必自愈。

下之后，复发汗，必振寒，脉微细。所以然者，以内外俱虚故也，宜用桂枝加柴胡汤重用人参解之。

下之后，复发汗，昼日烦躁不得眠，夜而安静，不呕，不渴，无表证，脉沉微，身无大热者，干姜附子汤主之。

发汗后，身疼痛，脉沉迟者，桂枝加芍药生姜各一两人参三两新加汤主之。

发汗后，不可更行桂枝汤。汗出而无大热，喘而微渴者，可与麻黄杏仁甘草石膏汤主之。

发汗过多，其人叉^①手自冒心，心下悸，欲得按者，桂枝甘草汤主之。

发汗后，其人脐下悸者，欲作奔豚，茯苓桂枝甘草大枣汤主之。

发汗后，腹胀满者，厚朴生姜半夏甘草人参汤主之。

伤寒若吐、若下后，心下逆满，气上冲胸，起则头眩，脉沉紧，发汗则动经，身为振振摇者，茯苓桂枝白术甘草汤主之。

发汗，病不解，反恶寒者，虚故也，芍药甘草附子汤主之。

发汗，若下之，病仍不解，烦躁者，茯苓四逆汤主之。

发汗后，恶寒者，虚故也，可与四逆汤；不恶寒，但热者，实也。当和胃气，与调胃承气汤。

太阳病，发汗后，大汗出，胃中干，烦躁不得眠，欲得饮水者，少少与饮之，令胃气和则愈。若脉浮，小便不利，微热消渴者，五苓散主之。

发汗已，脉浮数，烦渴者，五苓散主之。

伤寒，汗出而渴者，五苓散主之。不渴者，茯苓甘草汤主之。

---

① 叉：原作"义"，形近致误，据《伤寒论》原文径改。

中风发热，六七日不解而烦，有表里证，渴欲饮水，水入则吐者，名曰水逆。五苓散主之。

未持脉时，病人叉手自冒心，师因教试令咳，而不咳者，此必两耳聋无闻也。所以然者，以重发汗，虚，故如此。渴水者，与人参白虎汤；不渴者，与元参柴胡汤。

发汗后，饮水多，必喘，以水灌之亦喘。此为肺气散逆，大肠有热，以人参白虎汤加栀子平之，三焦有热者，方可与之，若心经有热，加黄连少许。

发汗后，水药不得入口为逆，若更发汗，必吐下不止。小便短赤者，五苓汤利之，饮食方能下也。发汗吐下后，虚烦不得眠；若剧者，必反覆颠倒，心中懊憹，栀子豉汤主之。若少气者，栀子甘草豉汤主之。若呕者，栀子生姜豉汤主之。

发汗若下之而烦热，胸中窒者，栀子豉汤主之。

伤寒五六日，大下之后，身热不去，心中结痛者，未欲解也，栀子豉汤主之。

伤寒下后，心烦腹满、卧起不安者，栀子厚朴汤主之。

伤寒，医以丸药大下之，身热不去，微烦者，栀子豉加干姜白术汤主之。

凡用栀子汤，病人旧微溏者，不可与服之。

太阳病发汗，汗出不解，其人仍发热，心下悸，头眩，身𤼲动，振振欲擗地者，真武汤主之。

咽喉干燥者，不可发汗。若发其汗，津液外出，则成哮喘证矣！宜用甘桔加桑白皮汤清之。

淋家不可发汗，发汗必便血。若发其汗，则肾水枯矣！宜用四苓散加生肾水之药治之。

疮家虽身疼痛，不可发汗，发汗则痉。宜四物汤以清其血。若其人有外感、恶寒、发热、头痛、身痛者，用人参败毒散加荆芥、防风治之。

衄家不可发汗，汗出必额上陷，衄乃心血上潮，宜用四物汤加牛膝郁金汤治之，则衄止矣！医见衄为血热，以破血苦寒之药投之，则成脉急紧，直视不能得眴，不得眠，是心血将尽，神不守窍也，以归脾汤加味治之。

亡血家，不可发汗，发汗则寒栗而振，急用八珍加理中汤以补其气血，阳可复也。

汗家重发汗，必恍惚心乱，小便已阴疼，与人参养荣加枸杞汤治之。

病人有寒，复发汗，胃中冷，必吐蚘，以真武六君加乌梅汤治之。

本发汗，而复下之，此为逆也；若先发汗，治不为逆。本先下之，而反汗之，为逆；若先下之，治不为逆。

伤寒，医下之，续得下利，清谷不止，身疼痛者，急当救里；后身疼痛，清便自调者，急当救表。救里宜四逆汤，救表宜桂枝汤。病发热头痛，脉反沉，若不差，身体疼痛，当救其里，宜四逆汤。

太阳病，先下而不愈，因复发汗，以此表里俱虚，其人因致冒，冒家汗出自愈。所以然者，汗出表和故也。里未和，然后复用调胃承气汤加桂枝芍药汤下之。

太阳病未解，脉阴阳俱停，必先振栗汗出而解。但阳脉微者，先汗出而解；但阴脉微者，下之而解。汗之宜桂枝小柴胡汤。下之，宜调胃承气汤，或用大柴胡汤。然大柴胡汤证必其人恶寒、发热、渴饮水者，方可与之。

太阳病，发热汗出者，此为荣弱卫强，故使汗出，欲救邪风者，宜桂枝汤。

伤寒五六日中风，往来寒热，胸胁苦满，嘿嘿不欲饮食，心烦喜呕，或胸中烦而不呕，或渴，或腹中痛，或胁下痞硬，或心下悸，小便不利，或不渴，身有微热，或咳者，小柴胡汤主之。

血弱气尽，腠理开，邪气因入，与正气相搏，结于胁下，正邪纷争，往来寒热，休作有时，嘿嘿不欲饮食。藏府相连，其痛必下，邪高痛下，故使呕也，以补中益气汤治之，若其人汗出足冷，加桂枝治之。

得病六七日，脉迟浮弱，恶风寒，手足温，医二三下之，不能食，而胁下满痛，面目及身黄，颈项强，小便难者，与柴苓汤。后必下重，本渴饮水而呕者，柴苓汤不中与也。食谷者哕，当用胃苓汤治之。有暑气者，加藿香治之。饱气上逆者，加香砂治之。

伤寒四五日，身热恶风，颈项强，胁下满，手足温而渴者，小柴胡汤主之。

伤寒，阳脉涩，阴脉弦，法当腹中急痛者，先与小建中汤；不差者，小柴胡汤主之。

伤寒中风，有柴胡证，但见一证便是，不必悉具。凡柴胡汤病证而下之，若柴胡证不罢者，复与柴胡汤，必蒸蒸而振，却复发热汗出而解。

伤寒二三日，心中悸而烦者，小建中汤主之。

太阳病，过经十余日，反二三下之，后四五日，柴胡证仍在者，先与小柴胡汤。呕不止，心下急，郁郁微烦者，为未解也，与大柴胡汤，下之则愈。

伤寒十三日不解，胸胁满而呕，日晡所发潮热，已而微利。此本柴胡证，下之而不得利，今反利者，知医以丸药下之，此非其治也。潮热者，实也，先宜小柴胡汤以解外，后以柴胡加芒硝汤主之。

伤寒十三日，过经，谵语者，以有热也，当以汤下之。若小便利者，大便当硬，而反下利，脉调和者，知医以丸药下之，非其治也。若自下利者，脉当微厥，今反和者，此为内实也，调胃承气汤主之。

太阳病不解，热结膀胱，其人如狂，血自下，下者愈。其外不解者，尚未可攻，当先解其外，宜五苓散。外解已，但少腹急结者，乃可攻之，宜桃仁承气汤。

伤寒八九日，下之，胸满烦惊，小便不利，谵语，一身尽重，不可转侧也，柴胡加龙骨牡蛎汤主之。

伤寒腹满谵语，寸口脉浮而紧，此肝乘脾也，名曰纵，刺期门。

伤寒发热，啬啬恶寒，大渴欲饮水，其腹必满，自汗出，小便利，其病欲解，此肝乘肺也，名曰横，刺期门。

太阳病，二日反躁，凡熨其背，而大汗出，大热入胃，胃中水竭，躁烦必发谵语，宜用大承气汤加栀子黄柏治之。

太阳病中风，以火劫发汗，邪风被火热，血气流溢，失其常度，两阳相熏灼，其身发黄。阳盛则欲衄，阴虚小便难，阴阳俱虚竭，身体则枯燥。但头汗出，剂颈而还，腹满微喘，口干咽烂，或不大便，久则谵语，甚者至哕，手足躁扰，捻衣摸床，宜四苓小承气汤下之、利之，咳者加二陈汤治之。服汤已，小便利者，其人可治。

伤寒脉浮，医以火迫劫之，亡阳必惊狂，卧起不安者，桂枝去芍药加蜀漆牡蛎龙骨救逆汤主之。

形作伤寒，其脉不弦紧而弱。弱者必渴，被火者必谵语。弱者发热、脉浮，解之当汗出愈，宜用柴葛解肌汤。

太阳病，以火熏之，不得汗，其人必躁，到经不解，必圊血，名为火邪。宜用元参四物汤。

脉浮热甚，而反灸之，此为实。实以虚治，因火而动，必咽燥吐血，宜用四物加甘草桔梗汤解之。

微数之脉，慎不可灸，因火为邪，则为烦逆，追虚逐实，血散脉中，火气虽微，内攻有力，焦骨伤筋，血难复也，黄连解毒汤主之，凉血饮也主之。

脉浮，宜以汗解，用火灸之，邪无从出，因火而盛，病从腰以下，必重而痹，名火逆也。欲自解者，必当先烦，烦乃有汗而解。何以知之？脉浮故知汗出解也。

烧针令其汗，针处被寒，核起而赤者，必发奔豚。气从少腹上冲心者，灸其核上各一壮，与桂枝加桂汤，再加桂治之。

火逆下之，因烧针烦躁者，桂枝甘草龙骨牡蛎汤主之。

辨太阳病脉证篇下

太阳伤寒者，加温针必惊也。知犯何逆，随证治之。

太阳病，当恶寒发热，今自汗出，不恶寒发热，关上脉细数者，以医吐之过也。一二日吐之者，腹中饥，口不能食；三四日吐之者，不喜糜粥，欲食冷食，朝食暮吐，以医吐之所致也，此为小逆，以胃苓小柴胡汤解之。

太阳病吐之，但太阳病当恶寒，今反不恶寒，不欲近衣，此为吐之内烦也。热在里而寒在表，宜用防风通圣散。

病人脉数，数为热，当消谷引食，而反吐者，此以发汗，令阳气微，膈气虚，脉乃数也。数为客热，不能消谷，以胃中虚冷，故吐也，六君子汤主之。若恶寒、发热、头痛仍在，加麻黄桂枝治之。

太阳病，过经十余日，心下温温欲吐，而胸中痛，大便反溏，腹微满，郁郁微烦。先此时，自极吐下者，可与香砂调胃承气汤加藿香治之。若不尔者，不可与。但欲呕者，可与平胃二陈汤。胸中痛，微满者，可与香砂平胃散。

太阳病六七日，表证仍在，脉微而沉，反不结胸，其人发狂者，以热在下焦，少腹当硬满，小便自利者，下血乃愈，所以然者，以太阳随经，瘀热在里故也。抵当汤主之。

太阳病身黄，脉沉结，少腹硬，小便不利者，为无血也，用六一滑石汤治之；小便自利，其人如狂者，血证谛也，抵当汤主之。

伤寒有热，少腹满，应小便不利；今反利者，为有血也，当下之，不可余药，宜抵当丸。

太阳病，小便利者，以饮水多，必心下悸。小便少者，必苦里急也，主以石莲清心汤治之。

问曰：病有结胸，有脏结，其状何如？答曰：按之痛，寸脉浮，关脉沉，名曰结胸也。重则小陷胸汤散之，轻则枳术丸解之。

何谓脏结？答曰：如结胸状，饮食如故，时时下利，寸脉浮，关脉小细沉紧，名曰脏结。舌上白苔滑者，难治。胃肠将尽，脾不纳谷，当温胃健脾，六君真武汤主之。

脏结无阳证，不往来寒热，其人反静，舌上苔滑者，不可攻也。宜用六君加麻黄桂枝汤。

病发于阳，而反下之，热入因作结胸；病发于阴，而反下之，因作痞也。所以成结胸者，以下之太早故也。结胸者，项亦强，如柔颈状。下之则和，宜大陷胸丸。

结胸证，其脉浮大者，不可下，下之则死。

太阳病，脉浮而动数，浮则为风，数则为热，动则为痛，数则为虚，头痛发热，微盗汗出，而反恶寒者，表未解也，宜用桂枝汤。医反下之，动数变迟，膈内拒痛，胃中空虚，客气动膈，短气烦热，心中懊侬，阳气内陷，心下因硬，则为结胸，大陷胸汤主之。若不结胸，但头汗出，余处无汗，剂颈而还，小便不利，身必发黄，四苓加茵陈汤主之。

伤寒六七日，结胸热实，脉沉而紧，心下痛，按之石硬者，大陷胸汤主之。

伤寒十余日，热结在里，复往来寒热者，与大柴胡汤。但结胸，无大热者，此为水结胸胁也。但头微汗出者，大陷胸汤主之。

太阳病，重发汗而复下之，不大便五六日，舌上燥而渴，日晡所小有潮热，从心下至少腹硬满，而痛不可近者，大陷胸汤主之。

小结胸病，正在心下，按之则痛，脉浮滑者，小陷胸汤主之。

太阳病，二三日，不能卧，但欲起，心下必结，脉微弱者，此本有寒分也，可与四君桂枝汤。反下之，若利止，必作结胸，可与陷胸汤。胸中懊侬者，可与栀子豉汤。未止者，四日复下之，此作邪热利也，可与平胃二苓加柴胡汤。

太阳病，下之，其脉促，不结胸者，此为欲解也。脉浮者，必结胸也，将成结胸，可与小陷胸汤，胸中懊侬，可与栀子豉汤；脉紧者，必咽痛，甘桔元参桑白皮清之；脉弦者，必两胁拘急，小柴胡汤治之；脉细数者，头痛未止，蔓荆紫苏姜枣汤主之；脉沉紧者，必欲呕，二陈平胃汤主之；脉沉滑者，协热利，枳桔二陈汤主之；脉浮滑者，必下血，四物汤主之，若表里俱热者，加柴胡黄芩治之。

病在阳，应以汗解之，反以冷水噀之，若灌之，其热被劫①不得去，弥更益烦，肉上粟起，意欲饮水，反不渴者，服文蛤散。若不差者，与五苓散。寒实结胸，无热证者，与三物、小陷胸汤。白散亦可服。

太阳与少阳并病，头项强痛，或眩冒，时如结胸，心下痞硬者，当刺大椎第一间、肺俞、肝俞，药用枳桔柴桂汤。慎不可发汗，发汗则谵语。脉弦，五六日，谵语不止，当刺期门，药用柴胡加芍药汤。

妇人中风，发热恶寒，经水适来，得之七八日，热除而脉迟身凉，胸胁下满，如结胸状，谵语者，此为热入血室也，当刺期门，随其实而泻之，药用桃仁四物逍遥散散之。此证慎不可攻，更不可与桃仁承气汤，得汤则呕吐，

---

① 劫：原作"却"，据文义及赵本、医统本改。

中焦食隔也。

妇人中风，七八日，续得寒热，发作有时，经水适断者，此为热入血室，其血必结，故使如疟状，发作有时，小柴胡汤主之。

妇人伤寒，发热，经水适来，昼日明了，暮则谵语，如见鬼状者，此为热入血室，脉数渴水，用桃仁承气汤，若不尔者，用四苓加当归芍药汤。无犯胃气，及上二焦，必自愈。

伤寒六七日，发热，微恶寒，肢节烦疼，微呕，心下支结，外证未去者，柴胡桂枝汤主之。

伤寒五六日，已发汗而复下之，胸胁满，微结，小便不利，渴而不呕，但头汗出，往来寒热心烦者，此为未解也，柴胡桂枝干姜加茯苓汤主之。

伤寒五六日，头汗出，微恶寒，手足冷，心下满，口不欲食，大便硬，脉细者，此为阳微结，必有表，复有里也。脉沉，亦在里也。汗出为阳微，假令纯阴结，不得复有外证，悉入在里，此为半在里半在外也。脉虽沉紧，不得为少阴病，所以然者，阴不得有汗，今头汗出，故知非少阴也，可与小柴胡汤。设不了了者，用玉竹元参甘草汤，得屎而解。

伤寒五六日，呕而发热者，柴胡汤证俱，而以他药下之，柴胡证仍在，复与柴胡汤。此虽已下之，不为逆，必蒸蒸而振，却发热汗出而解。若心下满而硬痛者，此为结胸也，枳桔柴苓汤主之；但满而不痛者，此为痞，柴胡不中与之，宜半夏泻心汤。

太阳少阳并病，而反下之，成结胸，心下硬，下利不止，水浆不下，其人心烦，胃苓小柴胡汤主之。

脉浮而紧，而复下之，紧反入里，则作痞。按之自濡，但气痞耳，麻黄小陷胸汤主之，轻则麻黄加枳术解之。

太阳中风，下利，呕逆，表解者，乃可攻之。其人𣏾𣏾汗出，发作有时，头痛，心下痞，硬满，引胁下痛，干呕，短气，汗出，不恶寒者，此表解里未和也，十枣汤主之。

太阳病，医发汗，遂发热恶寒，因复下之，心下痞，表里俱虚，阴阳气并竭，无阳则阴独，复加烧针，因胸烦，面色青黄，肤瞤者，难治，此皆误下成坏病，盖胃有寒，脾土太弱，肝木将尽也；勉用真武薤白白酒汤。得汤已，吐则可治，不吐则不可治。今色微黄，手足温者，用四苓加陈皮茵陈汤。

心下痞，按之濡，其脉关上浮者，当以枳桔二陈加瓜蒌汤散之。

心下痞，而复恶寒汗出者，附子泻心汤主之。

本以下之，故心下痞，与泻心汤；痞不解，其人渴而口燥烦，小便不利者，五苓散主之。

伤寒，汗出，解之后，胃中不和，心下痞硬，干噫，食臭，胁下有水气，腹中雷鸣下利者，调胃二陈汤主之。

伤寒中风，医反下之，其人下利，日数十行，谷不化，腹中雷鸣，心下痞硬而满，干呕，心烦不得安，医见心下痞，谓病不尽，复下之，其痞益甚，此非结热，但以胃中虚，客气上逆，故使硬也，甘草泻心汤主之。

伤寒服汤药，下利不止，心下痞硬。服泻心汤已，复以他药下之，利不止，医以理中与之，利益甚。理中者，理中焦，此利在下焦，赤石脂禹余粮汤主之。复利不止者，当利其小便，胃苓汤主之。

伤寒吐下后发汗，虚烦，脉甚微。八九日，心下痞硬，胁下痛，气上冲咽喉，眩冒。经脉动惕者，久而成痿，宜小陷胸瓜蒂散主之，以导其痰，痞硬可解。

伤寒发汗，若吐若下，解后，心下痞硬，噫气不除者，旋覆代赭石汤主之。

下后，不可更行桂枝汤。若汗出而喘，无大热者，可与麻黄杏仁甘草石膏汤。

太阳病，外证未除，而数下之，遂协热而利。利下不止，心下痞硬，表里不解者，桂枝人参汤主之。

伤寒大下后，复发汗，心下痞，恶寒者，表未解也，不可攻痞，当先解表，表解乃可攻痞。解表宜麻黄汤，攻痞宜大黄黄连泻心汤。

伤寒，发热，汗出不解，心下痞硬，呕吐而下利者，五苓汤主之。

病如桂枝证，头不痛，项不强，寸脉微浮，胸中痞硬，气上冲咽喉，不得息者，此为胸有寒也，当吐之，宜瓜蒂散。

病胁下素有痞，连在脐旁，痛引少腹，入阴筋者，此名脏结。死。

伤寒若吐若下后，七八日不解，热结在里，表里俱热，时时恶风，大渴，舌上干燥而烦，欲饮水数升者，白虎加人参汤主之。

伤寒无大热，口燥渴，心烦，背微恶寒者，白虎加人参汤主之。

伤寒脉浮，发热无汗，其表不解者，可与桂枝汤。渴欲饮水，无表证者，白虎加人参汤主之。

太阳少阳并病，心下硬，颈项强而眩者，当刺大椎、肺俞、肝俞，慎勿下之，宜用柴胡桂枝汤。

太阳与少阳合病，自下利者，与黄芩汤；若呕者，黄芩加半夏生姜汤主之。

伤寒胸中有热，胃中有邪气，腹中痛，欲呕吐者，黄连汤主之。

伤寒八九日，风湿相抟，身体疼烦，不能自转侧，不呕，不渴，脉浮虚而涩者，桂枝附子汤主之。若其人大便硬，小便自利者，去桂枝加白术汤主之。

风湿相抟，骨节烦疼，掣痛，不得屈伸，近之则痛剧，汗出短气，小便不利，恶风不欲去衣，或身微肿者，桂枝附子汤主之。

伤寒脉浮滑，此以表有热、里有寒，当用麻黄柴胡去半夏加贝母汤主之。

伤寒脉结代，心动悸，炙甘草汤主之。

脉按之来缓，而时一止复来者，名曰结，可与桂枝汤。又脉来动而中止，更来小数，中有还者反动，名曰结，阴也，可与附子生姜汤；脉来动而中止，不能自还，因而复动者，名曰代，阴也。得此脉者，必难治。

辨阳明病脉证篇

问曰：病有太阳阳明，有正阳阳明，有少阳阳明，何谓也？答曰：太阳阳明者，脾约（一云络）是也，柴葛解肌加桂枝汤主之。正阳阳明者，胃家实是也，大承气汤主之；少阳阳明者，发汗利小便已，胃中躁烦实，大便难是也。脉洪，渴水，大柴胡汤主之。

阳明之为病，胃家实也。

问曰：何缘得阳明病？答曰：太阳病，若发汗，若下，若利小便，此亡津液，胃中干燥，因转属阳明。不更衣，内实，大便难者，此名阳明也，葛根加玉竹汤治之。

问曰：阳明病外证云何？答曰：身热，汗自出，不恶寒，反恶热也，柴葛解肌汤主之。

问曰：病有得之一日，不发热而恶寒者，何也？答曰：虽得之一日，恶寒将自罢，即自汗出而恶热也，桂枝葛根汤主之。

问曰：恶寒何故自罢？答曰：阳明居中，主土也，万物所归，无所复传。始虽恶寒，二日自止，此为阳明病也，葛根汤主之。

本太阳，初得病时，发其汗，汗先出不彻，因转属阳明也，伤寒发热，无汗，呕不能食，而反汗出濈濈然者，是转属阳明也。葛根汤主之。

伤寒三日，阳明脉大。

伤寒脉浮而缓，手足自温者，是为系在太阴。太阴者，身当发黄，青蒿香薷草汤主之；若小便自利者，不能发黄。至七八日，大便硬者，为阳明病也，渴水，调胃承气汤主之。

伤寒转系阳明者，其人濈然微汗出也。葛根加茯苓汤主之。

阳明中风，口苦咽干，腹满微喘，发热恶寒，脉浮而紧，柴葛汤加桔梗治之；若下之，则腹满，小便难也。

阳明病，若能食，名中风，用桂枝葛根芍药汤；不能食，名中寒，用二陈平胃加麻黄汤。

阳明病，若中寒者，不能食，小便不利，手足濈然汗出，此欲作痼瘕，必大便初硬后溏。所以然者，以胃中冷，水谷不别故也，平胃二陈加麻黄汤主之。

阳明病，初欲食，小便反不利，大便自调，其人骨节疼，翕翕如有热状，奄然发狂，濈然汗出而解者，此水不胜谷气，与汗共并，脉紧则愈。

阳明病，欲解时，从申至戌上。

阳明病，不能食，攻其热必哕。所以然者，胃中虚冷故也，香砂平胃散主之。

阳明病，脉迟，食难用饱，饱则微烦头眩，必小便难，此欲作谷瘅，胃苓汤主之。虽下之，腹满如故。所以然者，脉迟故也，用理中丸温之。

阳明病，法多汗，反无汗，其身如虫行皮中状者，此以久虚故也，四物六君汤主之。

阳明病，反无汗，而小便利，二三日呕而咳，手足厥者，必苦头痛，宜四逆散；若不咳不呕，手足不厥者，头不痛，宜解肌汤。

阳明病，但头眩不恶寒，故能食而咳，其人咽必痛，是大肠有热，上乘于肺也；当先清大肠之热，渴饮水者，用调胃二陈汤。若不咳者，咽不痛，微渴者，用元参柴葛汤。

阳明病，无汗，小便不利，心中懊憹者，身必发黄，茵陈蒿汤兼栀子豉汤主之。

阳明病，被火，额上微汗出，而小便不利者，必发黄，五苓散加茵陈葛根治之。

阳明病，脉浮而紧者，必潮热，发作有时，宜柴胡葛根汤解之。但浮者，必盗汗出，桂枝重加芍药汤主之。

阳明病，口燥但欲漱水，不欲咽者，此必衄，用二陈加葛根桑白皮治之。

阳明病，本自汗出，医更重发汗，病已差，尚微烦不了了者，此大便必硬故也。以亡津液，胃中干燥，故令大便硬。当问其小便日几行。若本小便日三四行，今日再行，故知大便不久出。今为小便数少，以津液尚还入胃中，故知不久必大便也。

伤寒呕多，虽有阳明证，不可攻之。

阳明病，心下硬满者，不可攻之。攻之遂利不止者死，利止者愈，葛根汤加枳实治之。

阳明病，面合色赤，不可攻之，必发热。色黄者，小便不利也，用四苓汤加黄芩葛根解之。

阳明病，不吐不下，心烦者，可与调胃承气汤。

阳明病，脉迟，虽汗出不恶寒者，其身必重，短气腹满而喘，有潮热者，此外欲解，可攻里也，手足濈然汗出者，此大便已硬也，大承气汤主之；若汗多，微发热恶寒者，外未解也，其热不潮，未可与承气汤；若腹大满不通者，可与小承气汤，微和胃气，勿令至大泄下。

阳明病，大便微硬者，可与大承气汤；不硬者，不与之。若不大便六七日，恐有燥屎，欲知之法，少与小承气汤，汤入腹中，转矢气者，此有燥屎也，乃可攻之；若不转矢气者，此但初头硬，后必溏，用蜜煎导法，先去其燥屎，后用胃苓汤。不可攻之，攻之必胀满不能食也。欲饮水者，与水则哕，用栀子二陈汤利之。其后发热者，必大便复硬而少也，以小承气汤和之。不转失气者，慎不可攻也。

夫实则谵语，虚则郑声。郑声者，重语也。直视谵语，喘满者死，下利者亦死。

发汗多，若重发汗者，亡其阳。谵语，脉短者死，脉自和者不死，宜桂枝四君汤。

伤寒若吐若下后不解，不大便五六日，上至十余日，日晡所发潮热，不恶寒，独语如见鬼状。若剧者，发则不识人，循衣摸床，惕而不安，微喘直视，脉弦者生，涩者死，微者，但发热谵语者，大承气汤主之，若一服利，止后复利者，胃苓汤主之。

阳明病，其人多汗，以津液外出，胃中燥，大便必硬，硬则谵语，小承气汤主之。若一服谵语止者，更莫复服。

阳明病，谵语发潮热，脉滑而疾者，小承气汤主之。因与承气汤一升，腹中转气者，更服一升；若不转气者，勿更与之。明日不大便，脉反微涩者，里虚也，为难治，不可更与承气汤也。

阳明病，谵语有潮热，反不能食者，胃中必有燥屎五六枚也。若能食者，但硬尔，宜大承气汤下之。

阳明病，下血谵语者，此为热入血室；但头汗出者，刺期门，随其实而泻之，濈然汗出，药用桃仁承气汤加侧柏叶汤治之，则愈。

汗出谵语者，以有燥屎在胃中，此为风也，须下者，过经乃可下之，用调胃承气汤。下之若早，语言必乱，以表虚里实故也。下之愈。

伤寒四五日，脉沉而喘满。沉为在里，而反发其汗，津液越出，大便为难，表虚里实，久则谵语，用桂枝加人参五味汤治之。

三阳合病，腹满身重，难以转侧，口不仁，面垢（又作枯），谵语遗尿。发汗则谵语，下之则额上生汗，手足逆冷。用四逆散加麦冬五味治之。若自汗出者，白虎汤主之。

二阳并病，太阳证罢，但发潮热，手足漐漐汗出，大便难而谵语者，下之则愈，宜大承气汤。

阳明病，脉浮而紧，咽燥口苦，腹满而喘，发热汗出，不恶寒反恶热，身重。若发汗则躁，心愦愦，反谵语。若加温针，必怵惕烦躁不得眠；若下之，则胃中空虚，客气动膈，心中懊侬，舌上苔者，栀子豉汤加杏仁主之。

若渴欲饮水，口干舌燥者，白虎加人参汤主之。

若脉浮发热，渴欲饮水，小便不利者，猪苓汤主之。

阳明病，汗出多而渴者，以麦味知母汤宁之，不可与猪苓汤，以汗出胃中燥，猪苓汤复利其小便故也。

脉浮而迟，表热里寒，下利清谷者，四逆汤主之。

若胃中虚冷，不能食者，饮水则哕，六君子汤主之。

脉浮发热，口干鼻燥，能食者则衄，用当归郁金柴葛知母汤治之，若不衄者，用柴葛解肌汤治之。

阳明病，下之，其外有热，手足温，不结胸，心中懊侬，饥不能食，但头汗出者，栀子豉汤主之。

阳明病，发潮热，大便溏，小便自可，胸胁满不去者，小柴胡汤主之。

阳明病，胁下硬满，不大便而呕，舌上白苔者，可与小柴胡汤。上焦得通，津液得下，胃气因和，身濈然而汗出解也。

阳明中风，脉弦浮大而短气，腹都满，胁下及心痛，久按之气不通，鼻干不得汗，嗜卧，一身及面目悉黄，小便难，有潮热，时时哕，耳前后肿，刺之小差。外不解，病过十日，脉续浮者，与小柴胡汤。

脉但浮，无余证者，与麻黄汤；若不尿，腹满加哕者，不治。

阳明病，自汗出，若发汗，小便自利者，此为津液内竭，虽硬不可攻之，当须自欲大便，宜蜜煎导而通之。若土瓜根及与大猪胆汁，皆可为导。

阳明病，脉迟，汗出多，微恶寒者，表未解也，可发汗，宜桂枝汤。

阳明病，脉浮，无汗而喘者，发汗则愈，宜麻黄汤。

阳明病，发热汗出者，此为热越，不能发黄也。但头汗出，身无汗，剂颈而还，小便不利，渴引水浆者，此为瘀热在里，身必发黄，茵陈蒿汤主之。

阳明病，其人喜忘者，必有蓄血。所以然者，本有久瘀血，故令喜忘，屎虽硬，大便反易，其色必黑者，宜抵当汤下之，或用桃仁凉血饮清之。

阳明病，下之，心中懊憹而烦，胃中有燥屎者，可攻。腹微满，初头硬，后必溏，不可攻之。小便短者，用胃苓汤；小便多者，用香砂平胃加藿香汤。若有燥屎者，宜大承气汤。

病人不大便五六日，绕脐痛，烦躁，发作有时者，此有燥屎，故使不大便也，小承气汤主之。

病人烦热，汗出则解，又如疟状，日晡所发热者，属阳明也。脉实者，宜下之；脉浮虚者，宜发汗。下之与大承气汤，发汗宜桂枝汤。

大下后，六七日不大便，烦不解，腹满痛者，此有燥屎也。所以然者，本有宿食故也，宜大承气汤。

病人小便不利，大便乍难乍易，时有微热，喘冒不能卧者，有燥屎也，宜大承气汤。

食谷欲呕，属阳明也，吴茱萸汤主之。得汤反剧者，属上焦也，凉膈散下之。

太阳病，寸缓关浮尺弱，其人发热汗出，复恶寒，不呕，但心下痞者，此以医下之也。如其不下者，病人不恶寒而渴者，此转属阳明也。小便数者，大便必硬，不更衣十日，无所苦也。渴欲饮水，少少与之，但以法救之。渴者，宜五苓散。

脉阳微而汗出少者，为自和也；汗出多者，为太过。

阳脉实，因发其汗，出多者，亦为太过。太过者，为阳绝于里，亡津液，大便因硬也，牡蛎汤主之。

脉浮而芤，浮为阳，芤为阴，浮芤相抟，胃气生热，其阳则绝，用柴桂葛根汤主之。

趺阳脉浮而涩，浮则胃气强，涩则小便数，浮涩相抟，大便则硬，其脾为约，麻仁丸主之。

太阳病三日，发汗不解，蒸蒸发热者，属胃也，调胃承气汤主之。

伤寒吐后，腹胀满者，与调胃承气汤。

太阳病，若吐若下若发汗后，微烦，小便数，大便因硬者，与小承气汤和之，愈。

得病二三日，脉弱，无太阳柴胡证，烦躁，心下硬，至四五日，虽能食，以小承气汤，少少与，微和之，令小安，至六日，与承气汤一升。若不大便六七日，小便少者，虽不受食，但初头硬，后必溏，未定成硬，攻之必溏；须小便利，屎定硬，乃可攻之，宜大承气汤。

伤寒六七日，目中不了了，睛不和，无表里证，大便难，身微热者，此为实也。急下之，宜大承气汤。

阳明病，发热汗多者，急下之，宜大承气汤。

发汗不解，腹满痛者，急下之，宜大承气汤。

阳明少阳合病，必下利。其脉不负者，为顺也；负者，失也。互相克贼，名为负也。脉滑而数者，有宿食也，当下之，宜大承气汤。

病人无表里证，发热七八日，虽脉浮数者，可下之。假令已下，脉数不解，合热则消谷喜饥，至六七日不大便者，有瘀血，宜抵当汤。

若脉数不解，而下不止，必协热便脓血也，桃仁凉血饮主之。

伤寒发汗已，身目为黄，所以然者，以寒湿在里不解故也，以为不可下也，于寒湿中求之，宜用平胃六君汤。

伤寒七八日，身黄如橘子色，小便不利，腹微满者，茵陈蒿汤加黄柏少许主之。

伤寒身黄发热者，栀子檗皮汤主之。

伤寒瘀热在里，身必黄，麻黄连翘赤小豆汤主之。

辨少阳病脉证篇

少阳之为病，口苦、咽干、目眩也。

少阳中风，两耳无所闻，目赤，胸中满而烦者，不可吐下，吐下则悸而惊，以积术平胃散治之。

伤寒，脉弦细，头痛发热者，属少阳。少阳不可发汗，发汗则谵语，此属胃，胃和则愈，胃不和，烦而悸，宜柴平汤。

本太阳病不解，转入少阳者，胁下硬满，干呕不能食，往来寒热，尚未吐下，脉浮弦者，与小柴胡汤。

若已吐下、发汗、温针，谵语，柴胡汤证罢，此为坏病，知犯何逆，以法治之。

三阳合病，脉浮大，上关上，但欲眠睡，目合则汗，麻桂葛根汤加五味治之。

伤寒六七日，无大热，其人躁烦者，此为阳去入阴故也，宜用芍药甘草汤益之。

伤寒三日，三阳为尽，三阴当受邪。其人反能食而不呕，此为三阴不受邪也，宜平胃去术加芍药治之。

伤寒三日，少阳脉小者，欲已也。

少阳病，欲解时，从寅至辰上。

辨太阴病脉证篇

太阴之为病，腹满而吐，食不下，自利益甚，时腹自痛，芍药甘草汤主之。若下之，必胸下结硬，宜用半夏茯苓枳术汤温散之。

太阴中风，四肢烦疼，阳微阴涩而长者，为欲愈。

太阴病，欲解时，从亥至丑上。

太阴病，脉浮者，可发汗，宜桂枝汤。

自利不渴者，属太阴，以其脏有寒故也。当温之，宜服四逆辈。

伤寒脉浮而缓，手足自温者，系在太阴。太阴当发身黄；若小便自利者，不能发黄。至七八日，虽暴烦下利日十余行，必自止，以脾家实，腐秽当去故也。

本太阳病，医反下之，因尔腹满时痛者，属太阴也，桂枝加芍药汤主之。大实痛者，桂枝加大黄汤主之。

太阴为病，脉弱，其人续自便利，设当行大黄芍药者，宜减之，以其人胃气弱，易动故也。

太阴病，初由三阳传入，恶寒、发热、吐利者，柴胡芍药汤加桂治之。

太阴病，腹满而喘者，杏仁厚朴汤主之。

太阴病，恶寒、发热、咳而吐涎沫者，小青龙汤主之。

太阴病，胸中停，有寒痰，食入即吐者，小半夏加茯苓汤主之。

太阴病，有食谷不消，胸中硬痛，食入即吐者，用附子茯苓白术甘草汤温之。

太阴病，有水停脾胃，四肢烦疼，甚则肿痛者，用四苓加苡仁扁豆治之。

太阴病，有水气停胁，一身肿痛，四肢不仁，从腰以下绕脐痛甚者，是胃气太虚，不能制水也，用附桂肾著汤加车前子治之。

辨少阴病脉证篇

少阴之为病，脉微细，但欲寐也。

少阴病，欲吐不吐，心烦，但欲寐，五六日，自利而渴者，属少阴也，芍药甘草加茯苓汤主之。虚故引水自救。若小便色白者，少阴病形悉具。小便白者，以下焦虚有寒，不能制水，故令色白也，以真武汤治之，若欲吐，但欲寐，自下利者，可与真武六君汤。

病人脉阴阳俱紧，反汗出者，亡阳也，此属少阴，法当咽痛而复吐利。咽痛者，少阴有热也。复吐利者，阴不胜阳也，附子汤主之。若其人渴饮水，附子汤不中与也，甘桔汤清之。

少阴病，咳而下利谵语者，被火气劫故也，小便必难，以强责少阴汗也。宜用四苓加车前麦冬治之。

少阴病，脉细沉数，病为在里，不可发汗，若发其汗，则津液亡，转入厥阴者，难治，宜用黄连泻心汤。

少阴病，脉微，不可发汗，亡阳故也。阳已虚，尺脉弱涩者，复不可下之。尺脉弱涩，肾气不足故也。经云，肾司开合，若下之则肾气闭矣，宜用六味汤。其人若有寒者，不可与也。

少阴病，脉紧，至七八日，自下利，脉暴微，手足反温，脉紧反去者，为欲解也。虽烦下利，必自愈。

少阴病，下利，若利自止，恶寒而蜷卧，手足温者，可治，四君加麻黄汤散之。

少阴病，恶寒而蜷，时自烦，欲去衣被者可治，四逆散加味治之。

少阴中风，脉阳微阴浮者，为欲愈，视其兼证，随证治之。

少阴病，欲解时，从子至寅上。

少阴病，吐利，手足不逆冷，反发热者，不死。脉不至者，灸少阴七壮。

少阴病，八九日，一身手足尽热者，以热在膀胱，必便血也，四物四苓加丹皮汤主之。

少阴病，但厥无汗，而强发之，必动其血，未知从何道出，或从口鼻，或从目出者，是名下厥上竭，为难治，此证愈者少，因成坏病也，视其所犯何逆，用药慎之。

少阴病，恶寒，身蜷而利，手足逆冷者，不治。勉用麻黄四逆汤，以复其阳，或可救之。

少阴病，吐利躁烦，四逆者死，以四逆加芍药汤救之。

少阴病，下利止而头眩，时时自冒者，阳已亡，阴气逆胸也，不治。

少阴病，四逆，恶寒而身蜷，脉不至，不烦而躁者，死。勉用通脉四逆加麻黄汤救之。

少阴病，六七日，息高者死。

少阴病，脉微细沉，但欲卧，汗出不烦，自欲吐，至五六日自利，复烦躁，不得卧寐者死。以芍药柴胡甘草汤治之，服汤已，静者可治，烦者不治。

少阴病，始得之，反发热脉沉者，麻黄附子细辛汤主之。

少阴病，得之二三日，麻黄附子甘草汤，微发汗。以二三日无里证，故微发汗也。

少阴病，得之二三日以上，心中烦，不得卧，黄连阿胶汤主之。

少阴病，得之一二日，口中和，其背恶寒者，当灸之，附子汤主之。

少阴病，身体痛，手足寒，骨节痛，脉沉者，麻黄附子细辛汤主之，汗出则愈。

少阴病，下利便脓血者，桃花汤主之。

少阴病，二三日至四五日腹痛，小便不利，下利不止，便脓血者，桃花汤加通草茯苓利之，止其脓血也。

少阴病，下痢便脓血者，可刺肺俞。

少阴病，吐利，手足逆冷，烦躁欲死者，吴茱萸汤主之。

少阴病，下利、咽痛、胸满、心烦，猪肤汤主之。

少阴病，二三日，咽痛者，可与甘草汤；不差，与桔梗汤。

少阴病，咽中伤，生疮，不能语言，声不出者，苦酒汤主之。

少阴病，咽中痛，半夏散及汤主之。舌青白者，附子白蜜汤主之。

少阴病，下利，白通汤主之。

少阴病，下利脉微者，与白通汤；利不止，厥逆无脉，干呕烦者，白通汤加猪胆汁汤主之。服汤脉暴出者死，微续者生。

少阴病，二三日不已，至四五日，腹痛，小便不利，四肢沉重疼痛，自下利者，此为有水气，其人或咳，或小便利，或下利，或呕者，真武汤主之。

少阴病，下利清谷，里寒外热，手足厥逆，脉微欲绝，身反不恶寒，其人面赤色，或腹痛，或干呕，或咽痛，或利止脉不出者，通脉四逆汤主之。

少阴病，四逆，其人或咳或悸，或小便不利，或腹中痛，或泄利下重者，通脉四逆散主之。

少阴病，下利六七日，咳而呕渴，心烦不得眠者，猪苓汤主之。

少阴病，自利清水，色纯青，心下必痛，口干燥者，急下之，宜大承气汤。

少阴病，六七日，腹胀不大便者，急下之，宜大承气汤。

少阴病，脉沉者，急温之，宜四逆汤。

少阴病，饮食入口则吐，心中温温欲吐，复不能吐，始得之，手足寒，脉弦迟者，此胸中实，不可下也，当温散之，用半夏汤加枳壳、苏梗温之。若膈上有寒饮，干呕者，不可吐也，急温之，宜小半夏加茯苓汤温之。

少阴病，下利，脉微涩，呕而汗出，必数更衣；反少者，当温其上，宜桂枝小半夏加芍药汤温之。

少阴病，初由三阳传入，恶寒甚而汗不出，一身疼痛，少腹硬满者，用麻黄附子细辛汤治之，小发其汗而解。

少阴病，由三阳传入，发热谵语，身大热，渴欲饮水，苔黄燥而脉数者，大承气汤下之。

少阴病，谵语，手足厥逆，如见鬼状，舌尖有鲜红子子，脉沉细而有力者，是心有热，神入阴也，以黄连犀角柴胡汤治之。

少阴病，有恶寒甚，手足厥逆，四肢直硬，双目直视，一身冷如水，心口微热，将欲绝也，急灸人中及手之大次二指之中蹼肉，以还其阳，药用回阳救急加麻黄汤治之。

少阳病，本以柴胡汤和解，医反下之，风邪随经转入少阴，而成骨蒸劳热者，统治方用人参白术柴胡升麻石斛地骨皮汤，升之解之，有汗者加桂枝，无汗者加麻黄。

辨厥阴病脉证篇

厥阴之为病，消渴，气上撞心，心中疼热，饥而不欲食，食则吐蛔，下之利不止，柴胡四苓加芍药汤主之。

厥阴中风，脉微浮，为欲愈；不浮为未愈。

厥阴病，欲解时，从丑[①]至卯上。

厥阴病，渴欲饮水者，少少与之愈，元参饮清之。

诸四逆厥者，不可下之，虚家亦然，四逆散主之。

伤寒，先厥后发热而利者，必自止。见厥复利，当视其寒热用药。寒用真武汤温之，热用调胃承气汤下之。

伤寒始发热六日，厥反九日而利。凡厥利者，当不能食，今反能食者，恐为除中，食以索饼，不发热者，知胃气尚在，必愈，恐暴热来出而复去也。后三日脉之，其热续在者，期之旦日夜半愈。所以然者，本发热六日，厥反九日，复发热三日，并前六日，亦前九日，与厥相应，故期之旦日夜半愈。后三日脉之，而脉数，其热不罢者，此为热气有余，必发痈脓也，四物牛蒡

---

① 丑：原为"寅"，据前后文体例、文义及赵本、医统本改。

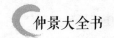

银花汤主之。

伤寒脉迟六七日，而反与黄芩汤彻其热。脉迟为寒，今与黄芩汤，复除其热，腹中应冷，当不能食；今反能食，此名除中，必死，以桂附六君汤温之，尚可救也。

伤寒先厥后发热，下利必自止，而反汗出，咽中痛，其喉为痹，元参甘桔汤加五味治之。发热无汗，而利必自止，若不止，必便脓血。便脓血者，其喉不痹，用生地黄清之。

伤寒一二日至四五日而厥者，必发热。前热者，后必厥；厥深者，热亦深；厥微者，热亦微。厥应下之，而反发汗者，必口伤烂赤，凉膈散下之。若不尔者，视其变为何证，随证治之。

伤寒病，厥五日，热亦五日，设六日当复厥，不厥者自愈。厥终不过五日，以热五日，故知自愈。

凡厥者，阴阳气不相顺接，便为厥。厥者，手足逆冷是也。

伤寒脉微而厥，至七八日肤冷，其人躁，无暂安时者，此为脏厥，非为蛔厥也。蛔厥者，其人当吐蛔。令病者静，而复时烦者，此为脏寒。蛔上入膈，故烦，须臾复止，得食而呕，又烦者，蛔闻食臭出，其人当自吐蛔。蛔厥者，乌梅丸主之。又主久利。

伤寒热少厥微，稍头寒，嘿嘿不欲食，烦躁，数日小便利，色白者，此热除也，欲得食，其病为愈。若厥而呕，胸胁烦满者，其后必便血，非有热者，用药慎之。

病者手足厥冷，言我不结胸，小腹满，按之痛者，此冷结在膀胱关元也，用四逆汤加砂仁、益智仁、车前子治之。

伤寒发热四日，厥反三日，复热四日，厥少热多，其病当愈。四日至七日，热不除者，其后必便脓血，此谓营卫相争，当调其气血，逍遥散主之。热能除，脓血自止矣。

伤寒厥四日，热反三日，复厥五日，其病为进，寒多热少，阳气退，故为进也，小柴胡汤加茯苓治之，可解其二三。

伤寒六七日，脉微，手足厥冷，烦躁，灸厥阴，厥不还者，死。

伤寒发热，下利厥逆，躁不得卧者，死。

伤寒发热，下利至甚，厥不止者，死。

伤寒六七日，不利，便发热而利，其人汗出不止者，死。有阴无阳故也。

伤寒五六日，不结胸，腹濡，脉虚复厥者，不可下，此为亡阳，可与参苓白术散，若误下之必死。

发热而厥，七日，下利者，为难治，真武四逆汤治之。

伤寒脉促，手足厥逆者，可灸关元，以复其阳，乃可愈。

伤寒脉数而厥者，里有热也，白虎汤主之。

手足厥寒，脉细欲绝者，当归四逆汤主之。

若其人内有久寒者，宜加吴茱萸生姜汤主之。

大汗出，热不去，内拘急，四肢疼，又下利厥逆而恶寒者，四逆汤主之。

大汗，若大下利，而厥冷者，四逆汤主之。

病人手足厥冷，脉乍紧者，邪结在胸中。心下满而烦，饥不能食者，病在胸中，当须吐之，宜瓜蒂散。

伤寒厥而心下悸者，宜先治水，当服茯苓甘草汤，却治其厥；不尔，水渍入胃，必作利也。

伤寒六七日，大下后，寸脉沉而迟，手足厥逆，下部脉不至，咽喉不利，唾脓血，泄利不止者，为难治。麻黄杏仁汤主之。

伤寒四五日，腹中痛，若转气下趋少腹者，此欲自利也，平胃散主之。

伤寒本自寒下，医复吐下之，寒格更逆吐下；若食入口即吐，干姜黄连黄芩人参汤主之。

下利，有微热而渴，脉弱者，今自愈。

下利，脉数，有微热汗出，今自愈。设复紧，为未解，厚朴芍药甘草汤主之。

下利，手足厥冷，无脉者，灸之不温，若脉不还，反微喘者，死。

少阴负趺阳者，为顺也。

下利，寸脉反浮数，尺中自涩者，必清脓血，柴桂汤主之。

下利清谷，不可攻表，汗出必胀满，肝木不能收水分也，宜用四君加芍药汤治之。

下利，脉沉弦者，下重也，用柴平汤和之；脉大者为未止，里有热也，一时不能止，苔黄渴水，用调胃承气汤攻之。不渴水，用胃苓汤利之；脉微弱数者，为欲自止，虽发热，不死，用柴平汤治之。

下利，脉沉而迟，其人面少赤，身有微热，下利清谷者，必郁冒汗出而解，病人必微厥。所以然者，其面戴阳，下虚故也，用吴茱萸加白芍，温而平之。

下利，脉数而渴者，今自愈；设不差，必清脓血，以有热故也，青皮芍药甘草汤治之。

下利后脉绝，手足厥冷，晬时脉还，手足温者生，脉不还者，死。

伤寒下利，日十余行，脉反实者，死。

下利清谷，里寒外热，汗出而厥者，通脉四逆汤主之。

热利下重者，白头翁汤主之。

下利腹胀满，身体疼痛者，先温其里，乃攻其表。温里宜四逆汤，攻表宜桂枝汤。

下利欲饮水者，以有热故也，白头翁汤主之。

下利谵语者，有燥屎也，宜小承气汤。

下利后更烦，按之心下濡者，为虚烦也，宜栀子豉汤。

呕家有痈脓血者，不可治呕，脓尽自愈。

呕而脉弱，小便复利，身有微热，见厥者难治，四逆汤主之。

干呕，吐涎沫，头痛者，吴茱萸汤主之。

呕而发热者，小柴胡汤主之。

伤寒大吐大下之，极虚，复极汗者，以其人外气怫郁，复与之水，以发其汗，因得哕。所以然者，胃中寒冷故也，当用附桂理中汤兼真武汤治之。若厥逆者，四逆汤温之。

伤寒哕而腹满，视其前后，知何部不利，利之则愈。

厥阴肝经乃木之始也，厥阴病由三阳传入二阴，又传至厥阴者，脉沉不治，脉浮可愈。

伤寒有直中厥阴者，视其何证，随证治之。若直中厥阴头大痛者，吴茱萸汤主之。舌卷囊缩中满者，当先灸其足跟及少腹各一壮，若肝木旺甚者，慎不可灸也。

厥阴病，有两目直视，舌黑而短，脉沉数而三四五至一止，饮冷水多，复欲饮者，火气太盛，故令脉三四五至而止也，急用大承气汤加龙胆草下之。

厥阴病，有两目直视，舌黑不欲饮水，四肢逆冷，甚则一身亦冷，脉沉细无力，脏有寒也，理中四逆汤主之，此证亦有三四五至而止，当宜分其寒热治之，慎勿误也。

伤寒传经七日，复转太阳病者，其人恶寒、发热、头痛，脉浮者愈，麻黄汤主之。

辨霍乱病脉证篇

问曰：病有霍乱者何？答曰：呕吐而利，名曰霍乱，藿香香薷汤清其暑气即愈。

问曰：病发热，头痛，身疼，恶寒，吐利者，此属何病？答曰：此名霍乱。霍乱自吐下，又利止，复更发热也，藿香正气散治之。虚弱者，清暑益气汤治之。

伤寒，其脉微涩者，本是霍乱，今是伤寒，却四五日至阴经，上转入阴，必利，本呕下利者，不可治也。欲似大便，而反矢气，仍不利者，属阳明也，便必硬，十三日愈。所以然者，经尽故也。

下利后，当便硬，硬则能食者愈；今反不能食，到后经中，颇能食，复过一经能食，过之一日当愈。不愈者，不属阳明也，乍止乍利者，属少阳胆腑有热，也用柴平去半夏加茯苓香砂治之。

恶寒，脉微而复利，利止亡血也，四逆加人参汤主之。

霍乱，头痛发热，身疼痛，热多欲饮水者，五苓散主之；寒多不用水者，理中丸主之。

吐利止，而身痛不休者，当消息和解其外，宜桂枝汤小和之。

吐利汗出，发热恶寒，四肢拘急，手足厥冷者，四逆汤主之。

既吐且利，小便复利，而大汗出，下利清谷，内寒外热，脉微欲绝者，四逆汤主之。

吐已下断，汗出而厥，四肢拘急不解，脉微欲绝者，通脉四逆加猪胆汁汤主之。

吐利发汗，脉平小烦者，以新虚，不胜谷气故也，茯苓桂枝汤主之。

霍乱病，初得时，手足逆冷，四肢不仁，转筋汗出，脉沉无力，苔白者，胃中有寒，肝木不益也，通脉四逆加桂枝汤主之。

伤寒二日，脉浮，吐利者，用麻黄汤以发其汗，汗出则愈，伤寒二三日，欲吐欲利，腹痛不休者，名曰干霍乱，用藿香平胃散去术加楠藤利之则愈。慎勿下之，至四五日，大吐、大下、腹满而痛，汗出，渴饮冷水，舌黄燥，脉数而有力者，阳明胃腑有实火也，大承气汤下之。

霍乱，欲吐，欲利，先得吐利，后小便不利，渴饮水者，四苓汤主之。

霍乱病吐利，头大痛，苔白脉微者，胃有寒水也，吴茱萸加附子汤温之。

霍乱病，一身尽痛者，有毛瘀[①]也，羌活厚朴黄连甘草生姜汤主之。

辨阴阳易差后劳复脉证

伤寒阴阳易之为病，其人身体重，少气，少腹里急，或引阴中拘挛，热上冲胸，头重不能举，眼中生花，膝胫拘急者，烧裈散主之。

大病差后劳复者，枳实栀子豉汤主之。若有宿食者，内大黄如博棋子大五六枚。

伤寒差已后，更发热，小柴胡汤主之。脉浮者，以汗解之，宜桂枝芍药汤；脉沉实者，以下解之，宜调胃承气加术汤。

大病差后，从腰以下有水气，牡蛎泽泻散主之。

大病差后，喜唾，久不了了，胸上有寒，当以丸药温之，宜理中丸。

伤寒差后，气上逆者，肺气不降，肠胃气逆也，杏仁厚朴汤降之。

病人脉已解，而日暮微烦，以病新差，人强与谷，脾胃气尚弱，不能消谷，故令微烦，损谷则愈。

---

① 毛瘀，又叫羊毛瘀，羊毛疔瘤。出自《证治准绳·外科》卷二。

金匮原文卷二

跋

仲景大全一书，同邑余性初处士，以乩盘请。

仲景先师，临坛所将补，始成尽美尽善之全书也，又复叩祈，孙思邈真人为之序，亦即详且备矣。奚赘词以为，夫《金匮玉函要略》《伤寒论》，原系一经一纬，合观参究，理无不具，但汉文古奥，业医者不尽通儒，无以此例。彼之才，鲜探原竟委之识，法备方阙者，束乎旨深意远者茫然。自晋唐宋明以逮前清，异说争鸣，莫衷一是。病者苦之，医者亦苦之，近复杂以西医，炫解剖之能，不知理化之精，用是以药致死者日益众，余君悯之，斋戒虔诚叩祷。

仲师，前之《金匮》原方二百有八，今降补之方二百有六，改正之方有九；《伤寒论》原方二百四十有四，今降补之方二百三十有六，改正之方有二十，合共为八百九十有四。伤寒三阴及霍乱篇，散失补著之法，二十有二，躬自抄录，捐赀寿诸枣梨，用以活人济世，永弥数千年之缺憾，以救亿万众之生命，呜呼伟矣，呜呼爱矣，此跋。

同邑七十六岁逸叟李文琴郁堂父敬跋

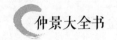

仲景先师校正增补《金匮玉函》原文

妙香佛国纯楼降校

脏腑经络先后病脉证第一

问曰：上工治未病，何也？师曰：夫治未病者，见肝之病，知肝传脾，当先实脾，四季脾旺①不受邪，即勿补之。中工不晓相传，见肝之病，不解实脾，唯治肝也。

夫肝之病，补用酸，助用焦苦，益用甘味之药调之。酸入肝，焦苦入心，甘入脾。脾能伤肾，肾气微弱，则水不行；水不行，则心火气盛，则伤肺；肺被伤，则金气不行，金气不行，则肝气盛。肝气盛，则肝自愈。此治肝补脾之要妙也。肝虚则用此法，实则不可用之。

经曰：虚虚实实，补不足，损有余，是其义也。余脏准此。

夫人禀五常，因风气而生长，风气虽能生万物，亦能害万物，如水能浮舟，亦能覆舟。若五脏元真通畅，人即安和。客气邪风，中人多死。千般疢难，不越三条；一者，经络受邪，入脏腑，为内所因也；二者，四肢九窍，血脉相传，壅塞不通，为外皮肤所中也；三者，房室、金刃、虫兽所伤。以此详之，病由都尽。

若人能养慎，不令邪风干忤经络，适中经络，未流传脏腑，即医治之，四肢才觉重滞，即导引、吐纳、针灸、膏摩，勿令九窍闭塞；更能无犯王法、禽兽灾伤；房室勿令竭乏，服食节其冷热苦酸辛甘，不遗形体有衰，病则无由入其腠理（腠者，是三焦通会元真之处，为血气所注；理者，是皮肤脏腑之文理也）。

问曰：病人有气色见于面部，愿闻其说。师曰：鼻头色青，腹中痛，苦冷者死（一云腹中冷，苦痛者死）。鼻头色微黑者，有水气；色黄者，胸上有寒；色白者，亡血也。设微赤，非其时者，死。其目正圆者，痓②，不治。又色青

---

① 旺：原作"王"。
② 痓：原作"痊"。

为痛，色黑为劳，色赤为风，色黄者便难，色鲜明者，有留饮。

师曰：病人语声寂然，喜惊呼者，骨节间病；语声喑喑然不彻者，心膈间病；语声啾啾然细而长者，头中病（一作痛）。

师曰：息摇肩者，心中坚，息引胸中上气者，咳息张口短气者，肺痿唾沫。

师曰：吸而微数，其病在中焦，实也，当下之即愈，虚者不治。在上焦者，其吸促，在下焦者，其吸远，此皆难治。呼吸动摇振振者，不治。

师曰：寸口脉动者，因其旺时而动，假令肝旺色青，四时各随其色。肝色青而反白，非其时色脉，皆当病。

问曰：有未至而至，有至而不至，有至而不去，有至而太过，何谓也？师曰：冬至之后，甲子夜半少阳起，少阳之时阳始生，天得温和。以未得甲子，天因温和，此为未至而至也；以得甲子，而天未温和，为至而不至也；以得甲子，而天大寒不解，此为至而不去也；以得甲子，而天温如盛夏五六月时，此为至而太过也。

师曰：病人脉浮者在前，其病在表；浮者在后，其病在里，腰痛背强不能行，必短气而极也。

问曰：经云："厥阳独行"，何谓也？师曰：此为有阳无阴，故称厥阳。

师曰：寸脉沉大而滑，沉则为实，滑则为气，实气相搏，血气入脏即死，入腑即愈，此为卒厥，何谓也？师曰：唇口青，身冷，为入脏，即死；如身和，汗自出，为入腑，即愈。

问曰：脉脱入脏即死，入腑即愈，何谓也？师曰：非为一病，百病皆然。譬如浸淫疮，从口起流向四肢者，可治；从四肢流来入口者，不可治；病在外者可治，入里者即死。

问曰：阳病十八，何谓也？师曰：头痛、项、腰、脊、臂、脚掣痛。阴病十八，何谓也？师曰：咳、上气、喘、哕、咽、肠鸣、胀满、心痛、拘急。五脏病各有十八，合为九十病；人又有六微，微有十八病，合为一百八病，五劳、七伤、六极、妇人三十六病不在其中。清邪居上，浊邪居下，大邪中表，小邪中里，槃饪之邪，从口入者，宿食也。五邪中人，各有法度，风中于前，寒中于暮，湿伤于下，雾伤于上，风令脉浮，寒令脉紧，雾伤皮腠，湿流关节，食伤脾胃，极寒伤经，极热伤络。

问曰：病有急当救里救表者，何谓也？师曰：病，医下之，续得下利清谷不止，身体疼痛者，急当救里；后身体疼痛，清便自调者，急当救表也。

夫诸病在脏，欲攻之，当随其所得而攻之，如渴者，与猪苓汤。余皆仿此。

夫病痼疾，加以卒病，当先治其卒病，后乃治其痼疾也。

问曰：五脏病各有所得者愈，五脏病各有所恶，各随其所不喜者为病。病者素不应食，而反暴思之，必发热也。

痉湿暍病脉证第二

伤寒所致，太阳痉湿暍三种，宜应别论，以为与伤寒相似，故此见之。

太阳病，发热无汗，反恶寒者，名曰刚痉，麻黄汤主之。

太阳病，发热汗出，而不恶寒，名曰柔痉，桂枝汤主之。

太阳病，发热，脉沉而细者，名曰痉，阳气不足，阴气胜，故也，用麻桂各半汤加人参治之。

太阳病，发汗太多，因致痉。

夫风病下之则痉，复发汗，必拘急。

疮家虽身疼痛，不可发汗，汗出则痉。

伤寒汗出，头项颈痛，鼻目干，项背胁痛，脉浮弦者，三阳合并，痉也，柴桂汤加葛根治之。

病者身热足寒，颈项强急，恶寒，时头热，面赤目赤，独头动摇，卒口噤，背反张者，痉病也。若发其汗者，寒湿相搏，其表益虚，即恶寒甚。发其汗已，其脉如涩（一云其脉浛），宜通窍活血汤。

暴腹胀大者，为欲解，脉如故，反伏弦者，痉。

夫痉脉，按之紧如弦，直上下行（一作筑筑而弦，《脉经》云：痉家其脉伏坚，直上下）。

痉病有灸疮，难治。

太阳病，其证备，身体强，几几然，脉反沉迟，此为痉，瓜蒌桂枝汤主之。

太阳病，无汗而小便反少，气上冲胸，口噤不能语，欲作刚痉，葛根汤主之。

痉为病（一本痉字上有刚字），胸满口噤，卧不着席，脚挛急，必齘齿，可与大承气汤。

太阳病，关节疼痛而烦，脉沉而细（一作缓）者，此名湿痹（《玉函》云中湿）。湿痹之候，其人小便不利，大便反快，但当利其小便，五苓散主之。

湿家之为病，一身尽疼（一云疼顿），发热，身色如熏黄也。湿家，其人但头汗出，背强，欲得被覆向火。若下之早则哕，或胸满，小便不利（一云利），舌上如苔者，以丹田有热，胸中有寒，渴欲得饮而不能饮，则口燥烦也，四苓二陈汤治之。

湿家下之，额上汗出，微喘，小便利（一云不利）者，死；若下利不止者亦死。

问曰：风湿相搏，一身尽疼痛，法当汗出而解，宜桂枝汤。值天阴雨不止，医云此可发汗。汗之病不愈者，何也？答曰：发其汗，汗大出者，但风气去，湿气在，是故不愈也。若治风湿者发其汗，但微微似欲出汗者，风湿俱去也，桂枝加茯苓汤主之。

湿家病身疼发热，面黄而喘，头痛鼻塞而烦，其脉大，自能饮食，腹中和无病，病在头中寒湿，故鼻塞，纳药鼻中则愈。麝香一厘、牙皂一钱、冰片一分、细辛三分共研末吹入鼻中窍，通即愈。（《脉经》云：病人喘。而无“湿家病”以下至“而喘”十一字。）

病者一身尽疼，发热，日晡所剧者，名风湿。此病伤于汗出当风，或久伤取冷所致也，小建中汤主之。其人汗出多者，加黄芪治之，若微热者，加五味治之。

湿家身烦疼，可与麻黄加术汤，发其汗，慎不可以火攻之。

风湿，脉浮，身重，汗出，恶风者，防己黄芪汤主之。

伤寒八九日，风湿相搏，身体疼烦，不能自转侧，不呕不渴，脉浮虚而涩者，桂枝附子汤主之；若大便坚，小便自利者，去桂加白术汤主之。

风湿相搏，骨节疼烦，掣痛不得屈伸，近之则痛剧，汗出短气，小便不利，恶风不欲去衣，或身微肿者，五苓加附子汤主之。

太阳中暍者，身热疼重，而脉微弱，此以复月伤冷水，水行皮中所致也。五苓桂枝汤主之。

太阳中暍，发热恶寒，身重而疼痛，其脉弦细芤迟。小便已，洒洒然毛耸，手足逆冷，小有劳，身即热，口开，前①板齿燥。若发其汗，则其恶寒甚；加温针，则发热甚；数下之，则淋甚，小便赤者，与五苓汤；汗出多，口渴者，与柴葛解肌汤；恶寒甚，渴水多，身大热者，与人参白虎汤。

太阳中热者，暍是也。汗出恶寒，身热而渴，人参白虎汤主之。

太阳中暍者，身热疼重，而脉微弱，此以复月伤冷水，水行皮中所致也。一物瓜蒂汤主之。

百合狐惑阴阳毒病证治第三（惑乃心神不顺，烦躁之象）

论曰：百合病者，百脉一宗，悉致其病也。意欲食复不能食，常默默，欲卧不能卧，欲行不能行，饮食或有美食，或有不用闻食臭时，如寒无寒，如热无热，口苦，小便赤，诸药不能治，得药则剧吐利，如有神灵者，身形如和，其脉微数。每尿时头痛者，六十日乃愈；若尿时头不痛，淅然者，四十日愈；若尿快然，但头眩者，二十日愈。其证或未病而预见，或病四五日而出，或病二十日，或一月微见者，各随证治之。

百合病，发汗后而烦渴者，百合知母汤主之。

百合病，下之后者，滑石代赭汤主之。

百合病，吐之后者，百合鸡子汤主之。

百合病，不经吐、下、发汗，病形如初者，百合地黄汤主之。

百合病一月不解，变成渴者，百合洗方主之。右以百合，以水渍之一宿，以洗身，洗已，食煮饼，勿以盐豉也。

百合病，渴不差者，用瓜蒌牡蛎散方主之。

---

① 口开，前：原作"口前开"，据《伤寒论》及诸家注本改。

百合病，变发热者（一作发寒热），百合滑石散主之。

百合病见于阴者，以阳法救之，当用附子百合加术汤；见于阳者，以阴法救之，当用百合地黄汤。见阳攻阴，复发其汗，此为逆；见阴攻阳，乃复下之，此亦为逆。

狐惑之为病，状如伤寒，默默欲眠，目不得闭，卧起不安，蚀于喉为惑，蚀于阴为狐，不思饮食，恶闻食臭，其面目乍黑、乍赤、乍白。蚀于上部则声喝（一作嘎），甘草泻心汤主之。蚀于下部则咽干，苦参汤洗之。苦参汤，即苦参、元参、丹参、荷叶煎水洗之，以清肺热血毒再加薄荷散之。

蚀于肛者，雄黄苍术为末熏之。

病者脉数，无热，微烦，默默但欲卧，汗出，初得之三四日，目赤如鸠眼；七八日，目四眦（一本此有黄字）黑。若能食者，脓已成也，赤小豆当归散主之。

阳毒之为病，面赤斑斑如锦纹，咽喉痛，唾脓血。五日可治，七日不可治，升麻鳖甲汤主之。

阴毒之为病，面目青，身痛如被杖，咽喉痛。五日可治，七日不可治，升麻鳖甲汤去雄黄、蜀椒主之。

疟病脉证并治第四

师曰：疟脉自弦，弦数者多热，渴欲饮水，大柴胡汤主之，小柴胡去半夏加葛根亦主之。弦迟者多寒，四逆散加半夏姜枣主之。弦小紧者，桂麻小柴胡汤主之，不可下也。弦迟者可温之，桂枝二陈汤加柴胡治之。弦紧者可发汗，用麻二桂一加柴胡人参汗之，针灸亦可也。浮大者，浮则为表，大则为虚，浮大相搏，则发热、汗出、目眩、心中饱闷，不欲饮食，中有隔也，先用七宝散吐之，次用补中理中治之。弦数者风发也，桂枝防风通圣散加桂治之。各以饮食消息止之。

病疟，以月一日发，当以十五日愈，设不差，当月尽解。如其不差，当如何？

师曰：此结为癥瘕，名曰疟母，急治之，宜鳖甲煎丸。

师曰：阴气孤绝，阳气独发，则热而少气烦冤，手足热而欲呕，名曰瘅疟，四苓加葛根汤治之。若但热不寒者，邪气内藏于心，外舍分肉之间，令人消烁肌肉，小柴胡汤去黄芩加麻黄治之。

温疟者，其脉如平，身无寒但热，骨节疼痛，时呕，白虎加桂枝汤主之。

疟多寒者，名曰牡疟，蜀漆散主之。

中风历节病脉证并治第五

夫风之为病，当半身不遂，或但臂不遂者，此为痹。脉微而数，中风使然。

寸口脉浮而紧，紧则为寒，浮则为虚，寒虚相搏，邪在皮肤，浮者血虚，络脉空虚；贼邪不泻，或左或右，邪气反缓，正气即急，正气引邪，㖞僻不遂。邪在于络，肌肤不仁，人参柴胡灵仙升麻汤治之；邪在于经，即重不胜，桂枝芍药柴胡汤散之；邪入于腑，即不识人，柴苓汤治之，甚则大柴胡汤下之；邪入于脏，舌即难言，口吐涎沫，小青龙汤散之。

寸口脉迟而缓，迟则为寒，缓则为虚；营缓则为亡血，脉迟者，用理中汤；缓而虚者，用柴胡汤，去黄芩加术苓者治之，亡血者，用建中汤加当归治之，卫缓则为中风，用桂枝柴胡汤治之。邪中于经则身痒而瘾疹，用桔梗升麻柴葛汤散而引之；心气不足，邪气入中，则胸满而短气，用黄芪建中汤加白术治之。

寸口脉沉而弱，沉即主骨，弱即主筋，沉即为肾，弱即为肝。汗出入水中，如水伤心。历节黄汗出，故曰历节。肾水不生肝木也，宜用小柴胡汤加白芍五味治之。

趺阳脉浮而滑，滑则谷气实，浮则汗自出，桂枝加半夏汤主之。

少阴脉浮而弱，弱则血不足，浮则为风，风血相搏，即疼痛如掣。盛人脉涩小，短气，自汗出，历节疼，不可屈伸，此皆饮酒汗出当风所致，桂枝牡蛎汤主之。

诸肢节疼痛，身体魁羸，脚肿如脱，头眩短气，温温欲吐，桂枝芍药知母汤主之。

味酸则伤筋，筋伤则缓，名曰泄；咸则伤骨，骨伤则痿，名曰枯。枯泄相搏，名曰断泄。荣气不通，卫不独行，荣卫俱微，三焦无所御，四属断绝，身体羸瘦，独足肿大，黄汗出，胫冷。假令发热，便为历节也，附子黄芪建中汤主之。

病历节不可屈伸，疼痛，乌头汤主之。乌头汤治脚气疼痛，不可屈伸。

风引汤，治热瘫痫。

血痹虚劳病脉证第六

问曰：血痹病从何得之？师曰：夫尊荣人骨弱肌肤盛，重因疲劳汗出，卧不时动摇，加被微风，遂得之。但以脉自微涩，在寸口、关上小紧，宜针引阳气，令脉和紧去则愈。

血痹阴阳俱微，寸口关上微，尺中小紧，外证身体不仁，如风痹状，黄芪桂枝五物汤主之。

夫男子平人，脉大为劳，极虚亦为劳。

男子面色薄者，主渴及亡血，卒喘悸，脉浮者，里虚也，用六君子汤去半夏加炙芍药麦冬治之。

男子脉虚沉弦，无寒热，短气里急，小便不利，面色白，时目瞑，兼衄，少腹满，此为劳使之然，肾气不开，水火不济，故目时瞑，少腹满，小便不利也，用六味汤加车前、白芍、炙甘草治之。

劳之为病，其脉浮大，手足烦，春夏剧，秋冬瘥，阴寒精自出，酸削不能行，麻附甘草汤主之。

夫失精家，少腹弦急，阴头寒，目眩（一作目眶痛），发落，脉极虚芤迟，为清谷，亡血，失精。脉得诸芤动微紧，男子失精，女子梦交，桂枝龙骨牡蛎汤主之。

男子脉浮弱而涩，为无子，精气清冷，当补其阳，以参术八味汤主之。男子平人，脉虚弱细微者，善盗汗也，补中益气汤加莲须治之，其人若吐，有寒，以六君汤兼之，渴欲饮水，以麦冬五味子加之。人年五六十，其病脉大者，痹夹背行，苦肠鸣、马刀侠瘿者，皆为劳得之，可与人参白芍茯苓汤。

脉沉小迟,名脱气,其人疾行则喘喝,手足逆寒,腹满,甚而涌泄,食不消化也,宜用真武四逆理中汤。

脉弦而大,弦则为减,大则为芤,减则为寒,芤则为虚,虚寒相搏,此名为革。妇人则半产漏下,男子则亡血失精,当养其营卫,和其气血,补中益气汤加芍药治之。有寒者,加附桂治之;有热者,加枸杞治之。

虚劳里急,悸,衄,腹中痛,梦失精,四肢酸疼,手足烦热,咽干口燥,小建中汤去桂,加黄连桔梗主之,其咽干失精可止矣。

虚劳里急,诸不足,黄芪建中汤主之。

虚劳腰痛,少腹拘急,小便不利者,八味肾气丸主之。

虚劳诸不足,风气百疾,薯蓣丸主之。

虚劳虚烦不得眠,酸枣汤主之。

五劳虚极羸瘦,腹满不能饮食,食伤、忧伤、饮伤、房室伤、饥伤、劳伤、经络营卫气伤,内有干血,肌肤甲错,两目黯黑。缓中补虚,大黄䗪虫丸加五谷虫、海螵蛸主之。

肺痿肺痈咳嗽上气病脉证治第七

问曰:热在上焦者,因咳为肺痿。用百合杏仁二陈去半夏汤治之。若胸中牵引硬痛者,加瓜蒌治之。肺痿之病,从何得之?师曰:或从汗出,或从呕吐,或从消渴,小便利数,或从便难,又被快药下利,重亡津液,故得之。曰:寸口脉数,其人咳,目中反有浊唾涎沫者何?师曰:为肺痿之病。若口中辟辟燥,咳即胸中隐隐痛,脉反滑数,此为肺痈,咳唾脓血。脉数虚者为肺痿,数实者为肺痈。肺痈者,用百合白及白芷牛蒡银花甘草汤主之。

问曰:病咳逆,脉之,何以知此为肺痈?当有脓血,吐之则死,其脉何类?师曰:寸口脉微而数,微则为风,数则为热;微则汗出,数则恶寒。风中于卫,呼气不入;热过于荣,吸而不出。风伤皮毛,热伤血脉。风舍于肺,其人则咳,口干喘满,咽燥不渴,时唾浊沫,时时振寒。热之所过,血为之凝滞,蓄结痈脓,吐如米粥。始萌可救,清肺解毒汤治之。脓成则死。

上气，喘而躁者，属肺胀，欲作风水，发汗则愈，宜麻杏二陈汤。

肺痿吐涎沫而不咳者，其人不渴，必遗尿，小便数，所以然者，以上虚不能制下故也。此为肺中冷，必眩，多涎唾，甘草干姜汤以温之。若服汤已渴者，属消渴。

咳而上气，喉中水鸡声，射干麻黄汤主之。

咳逆上气，时时吐浊，但坐不得眠，皂荚丸主之。

咳而脉浮者，厚朴麻黄汤主之。

咳而脉沉者，泽漆汤主之。

火①逆上气，咽喉不利，止逆下气者，麦门冬汤主之。

肺痈，喘不得卧，葶苈大枣泻肺汤主之。

咳而胸满，振寒脉数，咽干不渴，时出浊唾腥臭，久久吐脓如米粥者，为肺痈，桔梗清肺汤主之。

咳而上气，此为肺胀，其人喘，目如脱状，脉浮大者，越婢加半夏汤主之。

肺胀，咳而上气，烦躁而喘，脉浮者，心下有水，小青龙加石膏汤主之。

肺痈胸满胀，一身面目浮肿，鼻塞清涕出，不闻香臭酸辛，咳逆上气，喘鸣迫塞，葶苈大枣泻肺汤主之。

奔豚气病脉证治第八

师曰：病有奔豚，有吐脓，有惊怖，有火邪，此四部病，皆从惊发得之。奔豚者，寒用丁香小茴散主之；热用芍药香附木通甘草汤主之；吐脓者，用清肺散主之；惊怖者，用归芍汤主之；火邪者，用黄芩芍药甘草汤主之。

师曰：奔豚病，从少腹起，上冲咽喉，发作欲死，复还止，皆从惊恐得之。宜用奔豚汤。

奔豚气上冲胸，腹痛，往来寒热，奔豚汤主之。

发汗后，烧针令其汗，针处被寒，核起而赤者，必发奔豚，气从少腹上至心，灸其核上各一壮，与桂枝加桂汤主之。

---

① 火；原作"大"，据赵本、徐本改。

发汗后，脐下悸者，欲作奔豚，茯苓桂枝甘草大枣汤主之。

胸痹心痛短气病脉证治第九

师曰：夫脉当取太过不及，阳微阴弦，即胸痹而痛，所以然者，责其极虚也。今阳虚知在上焦，所以胸痹、心痛者，以其阴弦故也。

胸痹之病，喘息咳唾，胸背痛，短气，寸口脉沉而迟，关上小紧数，瓜蒌薤白白酒汤主之。

胸痹不得卧，心痛彻背者，瓜蒌薤白半夏汤主之。

胸痹心中痞气，气结在胸，胸满，胁下逆抢心，枳实薤白桂枝汤主之，人参汤亦主之。

胸痹，胸中气塞，短气，茯苓杏仁甘草汤主之，橘枳姜汤亦主之。

胸痹缓急者，薏苡仁附子散主之。

心中痞，诸逆，心悬痛，桂枝生姜枳实汤主之。

心痛彻背，背痛彻心，乌头赤石脂丸主之。

九痛丸治九种心痛。

腹满寒疝宿食病脉证治第十

趺阳脉微弦，法当腹满，不满者必便难，两胠疼痛，此虚寒从下上也，以温药。宜用二陈汤加吴茱萸、砂仁温之。

病者腹满，按之不痛为虚，痛者为实，可下之。舌黄未下者，下之黄自去。腹满痛甚，按之愈痛不休，舌黄燥，渴饮冷水者，急用大承气汤下之。若腹满按之不痛，舌黄渴水者，用胃苓汤加香砂治之。

病者萎黄，燥而不渴，胸中寒实，而利不止者，死。

腹满时减，复如故，此为寒，当与温药，真武汤加肉桂主之。

寸口脉弦者，即胁下拘急而痛，其人啬啬恶寒也，柴平汤主之。

夫中寒家，喜欠，其人清涕出，发热色和者，善嚏。用蔓荆柴胡苍耳生姜大枣汤主之。

中寒，其人下利，以里虚也，欲嚏不能，此人肚中寒，若吐者，用六君汤加吴茱萸、白芍治之。

夫瘦人绕脐痛，必有风冷，谷气不行，而反下之，其气必冲，不冲者，心下则痞也，可与枳术二陈汤；若气上冲者，香砂平胃汤和之。

病腹满，发热十日，脉浮而数，饮食如故，厚朴七物汤主之。

腹中寒气，雷鸣切痛，胸胁逆满，呕吐，附子粳米汤主之。

痛而闭者，厚朴三物汤主之。

按之心下满痛者，此有数种，各随证治之。若渴水发热者，此为实也，当下之，宜大柴胡汤。

腹满不减，减不足言，当须下之，宜大承气汤。

心胸中大寒痛，呕不能饮食，腹中寒，上冲皮起，出见有头足，上下痛不可触近，大建中加附子汤主之。

胁下偏痛，发热，其脉紧弦，此寒也，以温药下之，宜大黄附子细辛汤。

寒气厥逆，赤丸主之。

腹痛，脉弦而紧，弦则卫气不行，即恶寒，紧则不欲食，邪正相搏，即为寒疝。寒疝绕脐痛，若发则白汗出，手足厥冷，其脉沉弦者，大乌头煎主之。

寒疝腹中痛，及胁痛里急者，当归生姜羊肉汤主之。

寒疝腹中痛，逆冷，手足不仁，若身疼痛，灸刺诸药不能治，乌头煎汤主之。

乌头煎汤：川乌头一味，以白蜜煎减半，去渣，以桂枝汤解之后，初服不知，再服，三服，其知者如醉状，得吐者为中病。

其脉数而紧乃弦，状如弓弦，按之不移。脉数弦者，当下其寒，用大柴胡汤下之；脉紧大而迟者，必心下坚，用二陈平胃加香薷汤治之；脉大而紧者，阳中有阴，可下之，宜大承气汤。

问曰：人病有宿食，何以别之？师曰：寸口脉浮而大，按之反涩，尺中亦微而涩，故知有宿食，大承气汤主之。

脉数而滑者实也，此有宿食，下之愈，宜大承气汤。

下利不欲食者，有宿食也，当下之，宜大承气汤。

宿食在上脘，当吐之，宜瓜蒂散。

脉紧如转索无常者，有宿食也。其人若腹痛，饱气上逆，转失气者，用小承气汤加莱菔子、麦芽、香砂下之，有热方可与之，无热可与平胃散。

脉紧，头痛，风寒，腹中有宿食不化也。是上焦有热，其人必食而欲吐，渴水亦吐，舌黄者，用凉膈散下之。

五藏风寒积聚病脉证并治第十一

肺中风者，口燥而喘，身运而重，冒而肿胀，以麻黄防己黄芪汤散之。

肺中寒，吐浊涕，麻黄二陈汤主之。

肺死脏，浮之虚，按之弱如葱叶，下无根者，死。

肝中风者，头目瞤，两胁痛，行常伛，令人嗜甘，木盛痰为病，礞石滚痰丸下之。

肝中寒者，两臂不举，舌本燥，喜太息，胸中痛，不得转侧，食则吐而汗出也，六君汤主之。

肝死脏，浮之弱，按之如索不来，或曲如蛇行者，死。

肝着，其人常欲蹈其胸上，先未苦时，但欲饮热，旋覆花汤主之。

心中风者，翕翕发热，不能起，心中饥，食即呕吐，胃气不和，中焦有热也，柴平四苓汤主之。

心中寒者，其人苦病心如啖蒜状，剧者心痛彻背，背痛彻心，譬如蛊注。其脉浮者，自吐乃愈，干姜泻心六君汤主之。

心伤者，其人劳倦，即头面赤而下重，心中痛而自烦，发热，当脐跳，其脉弦，此为心脏伤所致也，先用小柴胡汤和解，次用归脾汤养之。

心死脏，浮之实如麻豆，按之益躁疾者，死。

邪哭使魂魄不安者，血气少也；血气少者属于心，心气虚者，其人则畏，合目欲眠，梦远行而精神离散，魂魄妄行。阴气衰者为癫，阳气衰者为狂。癫者，用归脾四物汤；狂者，是神不守舍，不可视为热，证用归脾桂附丸。

脾中风者，翕翕发热，形如醉人，腹中烦重，皮目瞤瞤而短气。是卫气也，桂枝汤主之。

脾死脏，浮之大坚，按之如覆杯，洁洁状如摇者，死。

趺阳脉浮而涩，浮则胃气强，涩则小便数，浮涩相搏，大便则坚，其脾为约，麻子仁丸主之。

肾着之病，其人身体重，腰中冷，如坐水中，形如水状，反不渴，小便自利，饮食如故，病属下焦，身劳汗出，衣（一作表）里冷湿，久久得之，腰以下冷痛，腹重如带五千钱，甘姜苓术汤主之。

肾死脏，浮之坚，按之乱如转丸，益下入尺中者，死。

问曰：三焦竭者，上焦竭善噫，何谓也？师曰：上焦受中焦气未和，不能消谷，故能噫耳；下焦竭，即遗溺失便，其气不和，不能自禁制，不须治，久则愈。

师曰：热在上焦者，因咳为肺痿，用二陈汤去半夏加贝母杏仁治之；热在中焦者，则为坚，用黄芩元参饮清之；热在下焦者，则尿血，亦令淋秘不通，五苓汤去桂加车前、瞿麦、滑石利之。大肠有寒者，多鹜溏，宜温肺，四君加陈皮汤治之。有热者，便肠垢，渴水，白虎汤清之。小肠有寒者，其人下重便血，益智覆盆汤温之；有热者，必痔，导赤饮清之。

问曰：病有积、有聚、有馨气，何谓也？

师曰：积者，脏病也，终不移；聚者，腑病也，发作有时，展转痛移，为可治；馨气者，胁下痛，按之则愈，复发为馨气。诸积大法：脉来细而附骨者，乃积也。寸口，积在胸中，二陈加术汤主之；微出寸口，积在喉中，食入即吐，痰阻喉者，用半夏、芫花利之，甚者加甘草一钱；关上，积在脐旁，有寒热二证，热用调胃承气汤下之，寒用真武汤温之。吐者，加半夏降之；上关上，积在心下，枳术瓜贝散治之；微下关，积在少腹，用麻附甘草汤温之，此属少阴也。尺中，积在气冲，用茯苓香附芍药甘草汤治之；脉出左，积在左，属血虚也，用四物加术苓治之；脉出[1]右，积在右，属气虚也，用四君香附丸散之。脉两出，积在中央，用六君香附丸治之；各以其部处之。

---

① 出：原作"在"，据上文改。

痰饮咳嗽病脉证治第十二

问曰：夫饮有四，何谓也？师曰：有痰饮，有悬饮，有溢饮，有支饮。问曰：四饮何以为异？师曰：其人素盛今瘦，水走肠间，沥沥有声，谓之痰饮，半夏茯苓散治之；饮后水流在胁下，咳唾引痛，谓之悬饮，二陈麻黄汤治之；饮水流行，归于四肢，当汗出而不汗出，身体疼痛重，谓之溢饮，麻桂二陈加泽泻汤主之；咳逆倚息，短气不得卧，其形如肿，谓之支饮，防己二陈加杏仁汤治之。

水在心，心下坚筑，短气，恶水不欲饮，为寒所制也，六君加术汤治之。

水在肺，吐涎沫，欲饮水，小青龙兼泻心汤治之，视其热在何经，随证用药。若热在心经，黄连泻心；若热在肺经，用黄芩泻心；若不饮水，用生姜泻心。

水在脾，少气身重，当逐其水，用甘草甘遂汤逐之。

水在肝，胁下支满，嚏而痛，细辛半夏汤主之。

水在肾，心下悸，理中半夏茯苓汤主之。

夫心下有留饮，其人背寒冷如掌大，半夏茯苓汤主之。

留饮者，胁下痛引缺盆，咳嗽则气短，用枳桔二陈汤治之。

胸中有留饮，其人短气而渴，四肢历节痛，脉沉者，有留饮，四逆半夏汤主之。

膈上病痰，满喘咳吐，发则寒热，背痛腰疼，目泣自出，其人振振身瞤剧，必有伏饮，小青龙汤主之。

夫病人饮水多，必暴喘满。凡食少饮多，水停心下，甚者则悸，微者短气。脉双弦者，寒也，皆大下后善虚，脉偏弦者，饮也，六君加麻黄干姜汤主之。

肺饮不弦，但苦喘短气，二陈汤去半夏加杏仁贝母治之。

支饮亦喘而不能卧，加短气，其脉平也。二陈汤去半夏治之。

病痰饮者，当以温药和之。

心下有痰饮，胸胁支满，目眩，苓桂术甘汤主之。

夫短气有微饮，当从小便去之，苓桂术甘汤主之，肾气丸亦主之。

病者脉伏，其人欲自利，利反快，虽利，心下续坚满，此为留饮欲去故也，甘遂半夏汤主之。

脉浮而细滑，伤饮，麻黄二陈加术汤治之。

脉弦数者，有寒饮，冬夏难治，肝有风痰也，礞石丸加天麻治之。

脉沉而弦者，悬饮内痛。病悬饮者，十枣汤主之。

病溢饮者，当发其汗，大青龙汤主之，小青龙汤亦主之。

膈间支饮，其人喘满，心下痞坚，面色黧黑，其脉沉紧，得之数十日，医吐下之不愈，木防己汤主之。虚者即愈，实者三日复发，复与不愈者，宜木防己汤去石膏加茯苓芒硝汤主之。

心下有支饮，其人苦冒眩，泽泻汤主之。

支饮胸满者，厚朴大黄汤主之。

支饮不得息，葶苈大枣泻肺汤主之。

呕家本渴，渴者为欲解，今反不渴，心下有支饮故也，小半夏汤主之。

腹满，口舌干燥，此肠间有水气，己椒苈黄丸主之。

卒呕吐，心下痞，膈间有水，眩悸者，小①半夏加茯苓汤主之。

假如瘦人，脐下有悸，吐涎沫而癫眩，此水也，五苓散主之。

咳家，其脉弦，为有水，十枣汤主之。

夫有支饮家，咳烦，胸中痛者，不卒死，至一百日或一岁，宜十枣汤主之。

久咳数岁，其脉弱者，可治，实大数者，死；其脉虚者，必苦冒，其人本有支饮在胸中故也，治属饮家。

咳逆，倚息不得卧，小青龙汤主之。

青龙汤下已，多唾口燥，寸脉沉，尺脉微，手足厥逆，气从小腹上冲胸咽，手足痹，其面翕热如醉状，因复下流阴股，小便难，时复冒者；与茯苓桂枝五味甘草汤，治其气冲。

---

① 小：原无，据下文补。

冲气即低，而反更咳，胸满者，用桂苓五味甘草汤，去桂加干姜、细辛，以治其咳满。

咳满即止，而更复渴，冲气复发者，以细辛、干姜为热药故也。服之当遂渴，而渴反止者，为支饮也。支饮者，法当冒，冒者必呕，呕者复加半夏，以去其水。

水去呕止，其人形浮肿者，杏仁、木通加而治之。其证应内麻黄，以其人遂痹，故不内之。若逆而内之者，必厥。所以然者，以其人血虚，麻黄发其阳故也。

若面热如醉，此为胃热上冲，熏其面，加大黄以利之。

先渴后呕，为水停心下，此属饮家，小半夏加茯苓汤主之。

消渴小便不[①]利淋病脉证并治第十三

厥阴之为病，消渴，气上冲心，心中疼热，饥而不欲食，食即吐蛔，下之利不止，柴苓加芍药汤主之。

寸口脉浮而迟，浮即为虚，迟即为劳；虚则卫气不足，劳则荣气竭，麻桂各半汤主之。

趺阳脉浮而数，浮即为气，数即为消谷而大坚。气盛则溲数，溲数则坚，坚数相搏，即为消渴，清脾饮主之。

男子消渴，小便反多，以饮一斗，小便一斗，肾气丸主之。

脉浮，小便不利，微热消渴，宜利小便，发汗，五苓散主之。

渴欲饮水，水入则吐者，名曰水逆，五苓散主之。

渴欲饮水不止者，文蛤散主之。

淋之为病，小便如粟状，小腹弦急，痛引脐中。趺阳脉数，胃中有热，即消谷引食，大便必坚，小便即数，凉膈散主之。

淋家不可发汗，发汗则必便血。方见《伤寒论》。

小便不利者，有水气，其人若渴，瓜蒌瞿麦丸主之。

小便不利，蒲灰散主之；滑石白鱼散、茯苓戎盐汤并主之。

---

① 不：原无此字，据赵本、徐本及诸家注本补。

渴欲饮水，口干舌燥者，白虎加人参汤主之。

脉浮，发热，渴欲饮水，小便不利者，猪苓汤主之。

水气病脉证第十四

师曰：病有风水、有皮水、有正水、有石水、有黄汗。风水，其脉自浮，外证骨节疼痛，恶风，桂枝汤主之；皮水，其脉亦浮，外证胕肿，按之没指，不恶风，其腹如鼓，不渴，当发其汗，麻黄生姜三苓汤治之；正水，其脉沉迟，外证自喘，用六君去半夏加附子车前子汤治之；石水，其脉自沉，外证腹满不喘，四苓汤主之；黄汗，其脉沉迟，身发热，胸满，四肢头面肿，久不愈，必致痈脓，真武茵陈桂枝汤治之。

脉浮而洪，浮则为风，洪则为气。风气相搏，风强则为隐疹，身体为痒，痒为泄风，久为痂癞，气强则为水，难以俯仰。风气相击，身体洪肿，汗出乃愈，恶风则虚，此为风水；不恶风者，小便通利，上焦有寒，其口多涎，此为黄汗，五苓汤主之。

寸口脉沉滑者，中有水气，面目肿大，有热，名曰风水。视人之目窠[①]上微拥，如蚕新卧起状，其颈脉动，时时咳，按其手足上，陷而不起者，风水，桂枝加茯苓汤治之。

太阳病，脉浮而紧，法当骨节疼痛，反不疼，身体反重而酸，其人不渴，汗出即愈，此为风水，桂枝二麻黄一汤加猪苓治之。恶寒者，此为极虚，发汗得之。渴而不恶寒者，此为皮水，四苓汤主之。身肿而冷，状如周痹，胸中窒，不能食，反聚痛，暮躁不得眠，此为黄汗，骨节痛。咳而喘，不渴者，此为肺胀，其状如肿，发汗即愈，小青龙汤主之。然诸病此者，渴而下利，小便数者，皆不可发汗，宜五苓散利之。

里水者，一身面目黄肿，其脉沉，小便不利，故令病水。假如小便自利，此亡津液，故令渴也，越婢加术汤主之。

趺阳脉当伏，今反紧，本自有寒，疝，瘕，腹中痛，医反下之，下之即胸满短气，二陈去半夏加附子汤主之。

---

① 窠；原作"裹"，据文义改。

趺阳脉当伏，今反数，本自有热，消谷，小便数，今反不利，此欲作水。元参术苓汤反治之。

寸口脉浮而迟，浮脉则热，迟脉则潜，热潜相搏，名曰沉；趺阳脉浮而数，浮脉即热，数脉即止，热止相搏，名曰伏；沉伏皆搏，名曰水；沉则脉络虚，伏则小便难，虚难相搏，水走皮肤，即为水矣，黄芪防己茯苓甘术汤治之。

寸口脉弦而紧，弦则卫气不行，即恶寒，水不沾流，走于肠间，木通防己二苓汤治之。

少阴脉紧而沉，紧则为痛，沉则为水，小便即难。

脉得诸沉，当责有水，身体肿重。水病脉出者死。

夫水病人，目下有卧蚕，面目鲜泽，脉伏，其人消渴。病水腹大，小便不利，其脉沉绝者，有水，可与巴豆牵牛汤反逐之。

问曰：病下利后，渴饮水，小便不利，腹满阴肿者，何也？答曰：此法当病水，若小便自利及汗出者，自当愈。

脾水者，其腹大，四肢苦重，津液不生，但苦少气，小便难，四苓加车前汤利之。

肾水者，其腹大，脐肿腰痛，不得溺，阴下湿如牛鼻上汗，其足逆冷，面反瘦，附桂八味汤治之，以开肾气，水自消矣。

心水者，其身重而少气，不得卧，烦而躁，其人阴肿，清心石莲丸利之。

肝水者，其腹大，不能自转侧，胁下腹痛，时时津液微生，小便续通，用小半夏加附子汤温之。

肺水者，其身肿，小便难，时时鸭溏，当发汗，用麻桂四苓汤主之。

师曰：诸有水者，腰以上肿，当利小便，用六一散利之；腰以下肿，当发其汗，当用麻桂各半汤加黄芪治之。

师曰：寸口脉沉而迟，沉则为水，迟则为寒，寒水相搏。趺阳脉伏，水谷不化，脾气衰则鹜溏，胃气衰则身肿。少阳脉卑，少阴脉细，男子则小便不利，妇人则经水不通，经为血，血不利则为水，名曰血分，宜用八珍汤加车前子治之。

问曰：病者苦水，面目身体四肢皆肿，小便不利，医脉之，自不言饮水，反言胸中痛，气上冲咽，状如炙肉，当微咳喘。审如师言，其脉何类？师曰：寸口沉而紧，沉为水，紧为寒，沉紧相搏，结在关元，始时当微，年盛不觉。阳衰之后，荣卫相干，阳损阴盛，结寒微动，肾气上冲，喉咽塞噎，胁下结痛，医以为留饮而大下之，气击不去，其病不除，宜附子汤治之。后重吐之，胃家虚烦，咽燥欲饮水，小便不利，水谷不化，面目手足浮肿。又与葶苈丸下之，非其治也，宜用附子甘草汤。当时如小差，食饮过度，肿复如前，胸胁苦痛，用瓜贝二陈加丁香治之。象若奔豚，其水扬溢，则浮咳。当先攻击冲气，令止，宜用苏子降气汤，乃治咳，咳止，其喘自差。先治新病，病当在后。

风水，脉浮身重，汗出恶风者，防己黄芪汤主之。腹痛者加芍药。

风水，恶风，一身悉肿，脉浮不渴，续自汗出，无大热，越婢汤主之。

皮水为病，四肢肿，水气在皮肤中，四肢聂聂动者，防己茯苓汤主之。

里水，越婢加术汤主之，甘草麻黄汤亦主之。

水之为病，其脉沉小，属少阴；浮者，为风；无水虚胀者，为气水，发其汗则已。脉沉者，宜麻黄附子汤；浮者，宜杏子汤。

厥而皮水者，蒲灰散主之。

问曰：黄汗之为病，身体肿（一作重），发热汗出而渴，状如风水，汗沾衣，色正黄如柏汁，脉自沉，何从得之？师曰：以汗出入水中浴，水从汗孔入得之，宜芪芍桂酒汤主之。

黄汗之病，两胫自冷；假令发热，此属历节，四逆散主之。食已汗出，又身常暮卧盗汗出者，此营气也，黄芪建中加当归汤治之。若汗出已，反发热者，久久其身必甲错。发热不止者，必生恶疮。若喉中生疮者，清肺解毒汤治之。若身重，汗出已辄轻者，久久必身瞤。瞤即胸中痛，又从腰以上必汗出，下无汗，腰髋弛痛，如有物在皮中状，剧者不能食，身疼重，烦躁，小便不利，此为黄汗，桂枝加黄芪汤主之。

师曰：寸口脉迟而涩，迟则为寒，涩为血不足。趺阳脉微而迟，微则为气，迟则为寒。寒气不足，则手足逆冷；手足逆冷则荣卫不利；荣卫不利，

65

则腹满肠①鸣相逐，气转膀胱，荣卫俱劳；阳气不通，即身冷，阴气不通，即骨疼；阳前通，则恶寒，阴前通，则痹不仁；阴阳相得，其气乃行，大气一转，其气乃散；实则失气，虚则遗尿，名曰气分，附桂黄芪芍药甘草汤主之。

气分，心下坚大如盘，边如旋杯，桂枝去芍药加麻辛附子汤主之。

心下坚如盘，边如旋盘，水饮所作，枳术汤主之。

黄疸病脉证并治第十五

寸口脉浮而缓，浮则为风，缓则为痹。痹非中风，四肢苦烦，脾色必黄，瘀热以行。

趺阳脉紧而数，数则为热，热则消谷，紧则为寒，食则为满。尺脉浮则伤肾，趺阳脉紧为伤脾。风寒相搏，食谷即眩，谷气不消，胃中苦浊，浊气下流，小便不通，阴被其寒，热流膀胱，身体尽黄，名曰谷疸，热者用茵陈蒿汤，寒者用茵陈附桂汤主之。额上黑，微汗出，手足中热，薄暮即发，膀胱急，小便自利，名曰女劳疸，腹如水状不治。心中懊憹而热，不能食，时欲吐，名曰酒疸，二陈栀子豉汤主之。

阳明病，脉迟者，食难用饱，饱则发烦头眩，小便必难，此欲作谷疸，用解肌四苓汤治之。虽下之，腹满如故，所以然者，脉迟故也，理中加枳术汤温而散之。

夫病酒黄疸，必小便不利，其候心中热，足下热，是其证也，黄芪建中，加人参、白术、茯苓、车前子利之。

酒黄疸者，或无热，清言了了，腹满欲吐，鼻燥，其脉浮者，用瓜蒂先吐之，沉弦者，用大柴胡汤先下之。

酒疸，心中热，欲呕者，吐之愈。

酒疸下之，久久为黑疸，目青面黑，心中如啖蒜齑状，大便正黑，皮肤爪之不仁，其脉浮弱，虽黑微黄，故知之，脾将尽也，不治。

师曰：病黄疸，发热烦喘，胸满口燥者，以病发时，火劫其汗，两热相得。然黄家所得，从湿得之。一身尽发热而黄，肚热，热在里，当下之，宜

---

① 肠：原作"胁"，据文义改。

用凉膈散。

脉沉，渴欲饮水，小便不利者，皆发黄，用清心石莲饮利之。

黄疸之病，当以十八日为期，治之十日已上瘥，反剧者难治，用茵陈、莲须治之，服汤已，若不减轻不治。

疸而渴者，其疸难治，疸而不渴者，其疸可治，呕者可与四苓加芍药汤。发于阴部，其人必呕；阳部，其人振寒而发热也，麻黄汤主之。

谷疸之为病，寒热不食，食即头眩，心胸不安，久久发黄，为谷疸，茵陈蒿汤主之。

腹满，舌萎黄，燥不得卧，属黄家，术苓厚朴甘草汤主之。

黄家日晡所发热，而反恶寒，此为女劳得之。膀胱急，少腹满，身尽黄，额上黑，足下热，因作黑疸。其腹胀如水状，大便必黑，时溏，此女劳之病，非水也，腹满者难治，用消石矾石散主之。

酒黄疸，心中懊侬，或热病，栀子大黄汤主之。

诸病黄家，但利其小便；假令脉浮，当以汗解之，宜桂枝汤加黄芪主之。

诸黄，猪膏发煎主之。

黄疸病，茵陈五苓散主之。

黄疸腹满，小便不利而赤，自汗出，此为表和里实，当下之，宜大黄硝石汤。

黄疸病，小便色不变，欲自利，腹满而喘，不可除热，热除必哕，哕者，小半夏汤主之。

诸黄，腹痛而呕者，宜小柴胡汤。

男子黄，小便自利，当与虚劳小建中汤。

惊悸吐衄下血胸满瘀血第十六

寸口脉动而弱，动即为惊，弱则为悸。（此二证方未补。）

师曰：尺脉浮，目睛晕黄，衄未止；晕黄去，目睛慧了，知衄今止，衄为红汗，病欲解也，宜柴桂加黄连汤主之。

又曰：从春至夏衄者，太阳，从秋至冬衄者，阳明。

衄家不可发汗，汗出必额上陷，脉紧急，直视不能眴，不得眠。

病人面无血①色，无寒热，脉沉弦者，血脉浮弱。手按之绝者，下血，归脾加黑荆芥汤主之；烦咳者，必吐血，郁金逍遥散主之。

夫吐血，咳逆上气，其脉数而有热，不得卧者，死。

夫酒客咳者，必致吐血，此因极饮过度所致也，肺虚心弱，百合归脾汤主之。

寸口脉弦而大，弦则为减，大则为芤，减则为寒，芤则为虚，寒虚相搏，此名曰革，妇人则半产漏下，男子则亡血。方见伤寒。

亡血不可发其表，汗出则寒栗而振。

病人胸满，唇痿舌青，口燥，但欲漱水，不欲咽，真武加芍药汤治之。无寒热，脉微大来迟，腹不满，其人言我满，为有瘀血，通窍活血汤治之。

病者如热状，烦满，口干燥而渴，其脉反无热，此为阴状，是瘀血也，当用桃仁承气汤。

火邪者，桂枝去芍药加蜀漆牡蛎龙骨救逆汤主之。

心下悸者，半夏麻黄丸主之。

吐血不止者，柏叶汤主之。

下血，先便后血，此远血也，黄土汤主之。

下血，先血后便，此近血也，赤小豆当归散主之。

心气不足，吐血，衄血，泻心汤主之。

呕吐哕下利病脉证治第十七

夫呕家有痈脓，不可治呕，脓尽自愈。

先呕却渴者，此为欲解，半夏茯苓青皮汤治之；先渴却呕者，为水停心下，此属饮家，四苓半夏陈皮汤治之；呕家本渴，今反不渴者，以心下有支饮故也，此属支饮，六君汤治之。

问曰：病人脉数，数为热，当消谷引食，而反吐者，何也？师曰：以发其汗，令阳微，膈气虚，脉乃数，数为客热，不能消谷，胃中虚冷故也。脉

---

① 血：原无此字，据《脉经》《千金》补。

弦者虚也，胃气无余，朝食暮吐，变为胃反。寒在于上，医反下之，今脉反弦，故名曰虚，宜用小半夏加厚朴黄芩[①]汤。

寸口脉微而数，微则无气，无气则荣虚，荣虚则血不足，血不足则胸中冷，理中汤主之。

趺阳脉浮而涩，浮则为虚，涩则伤脾，脾伤则不磨，朝食暮吐，暮食朝吐，宿谷不化，名曰胃反。脉紧而涩，其病难治，桂附二陈加吴茱萸汤治之。

病人欲吐者，不可下之，宜用香砂二陈汤。

哕而腹满，视其前后，知何部不利，利之即愈。

呕而胸满者，吴茱萸汤主之。

干呕，吐涎沫，头痛者，吴茱萸汤主之。

呕而肠鸣，心下痞者，半夏泻心汤主之。

干呕而利者，黄芩加半夏生姜汤主之。

诸呕吐，谷不得下者，小半夏汤主之。

呕吐而病在膈上，后思水者，解，急与之。思水者，猪苓散主之。

呕而脉弱，小便复利，身有微热，见厥者，难治，四逆汤主之。

呕而发热者，小柴胡汤主之。

胃反呕吐者，大半夏汤主之。

食已即吐者，大黄甘草汤主之。

胃反，吐而渴，欲饮水者，茯苓泽泻汤主之。

吐后，渴欲得水而贪饮者，文蛤汤主之。兼主微风，脉紧[②]，头痛。

干呕，吐逆，吐涎沫，半夏干姜散主之。

病人胸中似喘不喘，似呕不呕，似哕不哕，彻心中愦愦然无奈者，生姜半夏汤主之。

干呕，哕，若手足厥者，橘皮汤主之。

哕逆者，橘皮竹茹汤主之。

---

① 芩　原作"苓"，形近致误，据本书药方部分径改。

② 紧：原作"肾"，疑误，据文义改。

夫六腑气绝于外者，手足寒，上气，脚缩，回阳桂附汤治之；五脏气绝于内者，利不禁，栀柏散治之，下甚者，手足不仁，痰积于脾也，用六君汤治之。

下利，脉沉弦者，下重，真武加肉桂、豆蔻治之；脉大者，为未止，香砂平胃加芍药藿香汤治之；脉微弱数者，为欲自止，虽发热不死，柴平汤主之。

下利，手足厥冷，无脉者，灸之不温，若脉不还，反微喘者，死。少阴负趺阳者，为顺也。

下利，有微热而渴，脉弱者，今自愈。

下利，脉数，有微热，汗出，今自愈；设脉紧，为未解，胃苓汤解之。

下利，脉数而渴者，今自愈；设不差，必圊脓血，以有热故也，调胃承气汤主之。

下利，脉反弦，发热身汗者，自愈。

下利，寸脉反浮数，尺中自涩者，必圊脓血，用芍药甘草当归汤治之。

下利清谷，不可攻其表，汗出必胀满。知犯何逆，随证治之。

下利，脉沉而迟，其人面少赤，身有微热，下利清谷者，必郁冒，汗出而解。病人必微厥，所以然者，其面戴阳，下虚故也，真武加陈皮汤治之。

下利后，脉绝，手足厥冷，晬时脉还，手足温者生，脉不还者死。

下利，腹胀满，身体疼痛者，先温其里，乃攻其表。温里宜四逆汤，攻表宜桂枝汤治之。

下利，三部脉皆平，按之心下坚者，急下之，宜大承气汤主之。

下利，脉迟而滑者，实也，利未欲止，急下之，宜大承气汤治之。

下利，脉反滑者，当有所去，下乃愈，宜大承气汤主之。

下利已差，至其年月日时复发者，以病不尽故也，当下之，宜大承气汤主之。

下利谵语者，有燥屎也，小承气汤主之。

下利便脓血者，桃花汤主之。

热利下重者，白头翁汤主之。

下利后，更烦，按之心下濡者，为虚烦也，栀子豉汤主之。

下利清谷，里寒外热，汗出而厥者，通脉四逆汤主之。

下利肺痛，紫参汤主之。

气利，诃黎勒散主之。

疮痈肠痈浸淫病脉证并治第十八

诸浮数脉，应发热，而反洒淅恶寒，若有痛处，当发其痈，宜用天丁归芎黄芪散治之。

师曰：诸痈肿，欲知有脓无脓，以手掩肿上，热者为有脓，不热者为无脓。

肠痈之为病，其身甲错，腹皮急，按之濡，如肿状，腹无积聚，身无热，脉数，此为肠内有痈脓，薏苡附子败酱散主之。

肠痈者，少腹肿痞，按之即痛，如淋，小便自调，时时发热，自汗出，复恶寒。其脉迟紧者，脓未成，可和之，用桂平加苓汤。当有血，脉洪数者，脓已成，可下也，大黄牡丹汤主之。

问曰：寸口脉微而涩，法当亡血，若汗出，设不汗者云何？答曰：若身有疮，被刀斧所伤，亡血故也。

病金疮，王不留行散主之。

浸淫疮，从口流向四肢者，可治；从四肢流来入口者，不可治。

浸淫疮，黄连粉主之。

跌蹶手指臂肿转筋阴狐疝蛔虫病脉证治第十九

师曰：病跌蹶，其人但能前，不能却，刺腨入二寸，此太阳经伤也。

病人常以手指臂肿动，此人身体瞤瞤者，藜芦甘草汤主之。

转筋之为病，其人臂脚直，脉上下行，微弦。转筋入腹者，鸡屎白散敷之。

阴狐疝气者，偏有小大，时上时下，蜘蛛散主之。

问曰：病腹痛有虫，其脉何以别之？师曰：腹中痛，其脉当沉，若弦，反洪大，故有蛔虫。蛔虫之为病，令人吐涎，心痛，发作有时，毒药不止，甘草粉蜜汤主之。

蛔厥者，当吐蛔，今病者静而复时烦，此为脏寒，蛔上入膈，故烦。须臾复止，得食而呕，又烦者，蛔闻食复出，其人当自吐蛔。蛔厥者，乌梅丸主之。

妇人妊娠病脉证并治第二十

师曰：妇人得平脉，阴脉小弱，其人渴，不能食，无寒热，名妊娠，桂枝汤主之。于法六十日当有此证，设有医治逆者，却一月，加吐下者，则绝之。

妇人宿有癥病，经断未及三月，而得漏下不止，胎动在脐上者，为癥痼害，用归芎汤加艾叶、黑荆芥温去之。

妊娠六月动者，前三月经水利时，胎也。下血者，后断三月衃也。所以血不止者，其癥不去故也。当下其癥，桂枝茯苓丸主之。

妇人怀妊六七月，脉弦发热，其胎愈胀，腹痛恶寒者，少腹如扇，所以然者，子脏开故也，当以附子汤温其脏。

师曰：妇人有漏下者，有半产后因续下血都不绝者，有妊娠下血者，假令妊娠腹中痛者，为胞阻，胶艾汤主之。

妇人怀娠，腹中㽲痛，当归芍药散主之。

妊娠呕吐不止，干姜人参半夏丸主之。

妊娠小便难，饮食如故，当归贝母苦参丸主之。

妊娠有水气，身重，小便不利。洒淅恶寒，起即头眩，葵子茯苓散主之。

妇人妊娠，宜常服当归散主之。

妊娠养胎，白术散主之。

妇人伤胎，怀身腹满，不得小便，从腰以下重，如有水气状，怀身七月，太阴当养不养，此心气实，当刺关元。小便微利则愈，关元用针刺，足心三壮，则水气下矣，内服肾气丸加归芎，水气亦能下矣。

妇人产后病脉证治第二十一

问曰：新产妇人有三病，一者病痉，二者病郁冒，三者大便难，何谓也？师曰：新产血虚、多汗出、喜中风，故令病痉，归芎加官桂汤主之；亡血复汗、寒多，故令郁冒，四物汤加人参、黑姜、黑荆芥主之；亡津液，胃燥，故大便难，六味汤加柏子仁、松子仁、枸杞主之。

产妇郁冒，其脉微弱，不能食，大便反坚，但头汗出，所以然者，血虚而厥，厥而必冒。冒家欲解，必大汗出。以血虚下厥，孤阳上出，故头汗出。所以产妇喜汗出者，亡阴血虚，阳气独盛，故当汗出，阴阳乃复。大便坚，呕不能食，小柴胡汤主之。

病解能食，七八日更发热者，此为胃实，大承气汤主之。

产后腹中疞痛，当归生姜羊肉汤主之，并治腹中寒疝虚劳不足。

产后腹痛，烦满不得卧，枳实芍药散主之。

师曰：产妇腹痛，法当以枳实芍药散，假令不愈者，此为腹中有干血着脐下，宜下瘀血汤主之；亦主经水不利。

产后七八日，无太阳证，少腹坚痛，此恶露不尽。不大便，烦躁发热，切脉微实，再倍发热，日晡时烦躁者，不食，食则谵语，至夜即愈，宜桃仁承气汤主之。热在里，结在膀胱也。

产后风，续之数十日不解，头微痛，恶寒，时时有热，心下闷，干呕汗出，虽久，阳旦证续在耳，可与阳旦汤（即桂枝汤，方见下利中）。

产后，中风发热，面正赤，喘而头痛，竹叶汤主之。

妇人乳中虚，烦乱呕逆，安中益气，竹皮大丸主之。

产后下利虚极，白头翁加甘草阿胶汤主之。

妇人杂病脉证并治第二十二

妇人中风七八日，续来寒热，发作有时，经水适断，此为热入血室。其血必结，故使如疟状，发作有时，小柴胡汤主之。

妇人伤寒发热，经水适来，昼日明了，暮则谵语，如见鬼状者，此为热入血室，治之无犯胃气及上二焦，必自愈，宜用柴胡四苓加芍药汤主之。

妇人中风，发热恶寒，经水适来，得七八日，热除脉迟，身凉和，胸胁满，如结胸状，谵语者，此为热入血室也，当刺期门，随其实而泻之，药用大柴胡汤。

阳明病，下血谵语者，此为热入血室，但头汗出，当刺期门，随其实而泻之，濈然汗出则愈，药用凉膈散。

妇人咽中痛如有炙脔，半夏厚朴汤主之。

妇人脏躁，喜悲伤欲哭，象如神灵所作，数欠伸，甘麦大枣汤主之。

妇人吐涎沫，医反下之，心下痞满，当先治其吐涎沫，小青龙汤主之；涎沫止，乃治痞，泻心汤主之。

妇人之病，因虚、积冷、结气，为诸经水断绝。至有历年，血寒积结胞门，寒伤经络，凝坚在上，呕吐涎唾，久成肺痈，形体损分；在中盘结，绕脐寒疝，或两胁疼痛，与脏相连，或结热中，痛在关元，脉数无疮，肌若鱼鳞，时着男子，非止女身；在下来多，经候不匀，冷阴掣痛，少腹恶寒，或引腰脊，下根气街，气冲急痛，膝胫疼烦，奄忽眩冒，状如厥癫，或有忧惨，悲伤多嗔，此皆带下，非有鬼神。久则羸瘦，脉虚多寒，三十六病，千变万端，审脉阴阳，虚实紧弦，行其针药，治危得安，其虽同病，脉各异源，子当辨记，勿谓不然。

问曰：妇人年五十，所病下利，数十日不止，暮即发热，小腹里急，腹满，手掌烦热，唇口干燥，何也？师曰：此病属带下。何以故？曾经半产，瘀血在少腹不去，何以知之？其证唇口干燥，故知之。当以温经汤主之。

带下经水不利，少腹满痛，经一月再见者，土瓜根散主之。土瓜根散，阴㿉肿亦治之。

寸口脉弦而大，弦则为减，大则为芤，减则为寒，芤则为虚，寒虚相搏，此名曰革，妇人则半产漏下，旋覆花汤主之。

妇人陷经，漏下，黑不解，胶姜汤主之。

妇人少腹满如敦状，小便微难而不渴，生后者，此为水与血俱结在血室也，大黄甘遂汤主之。

妇人经水不利下，抵当汤主之。

妇人经水闭不利，脏坚癖不止，中有干血，下白物，矾石丸主之。

妇人六十二种风，及腹中血气刺痛，红蓝花酒主之。

妇人腹中诸疾痛，当归芍药散主之。

妇人腹中痛，小建中汤主之。

问曰：妇人病，饮食如故，烦热不得卧，而反倚息者，何也？

师曰：此名转胞，不得溺也。以胞系了戾，故致此病，但利小便则愈，宜肾气丸主之。

妇人阴寒，温中坐药蛇床子散主之。

少阴脉滑而数者，阴中即生疮，阴中蚀疮烂者，狼牙汤洗之。

胃气下泄，阴吹而正喧，此谷气之实也，膏发煎导之。

补遗

寸口脉动而弱，动即为惊，弱则为悸，惊属心病，悸属肝病。惊证，远志枣柏四物汤主之；悸证，归芍泻肝汤主之。

师曰：病跌蹶，其人但能前，不能郤，刺腨入二寸，此太阳经伤也。足蹂之证，肝受潮湿则筋不仁。脾土亏矣，当用益肝健脾去湿之剂，扶急散主之，然后刺之则愈。

远志枣柏四物汤方

远志一分　酸枣仁　柏子仁　当归　川芎　芍药各三分　熟地五分

归芍泻肝汤方

当归　芍药　青皮　陈皮　茯神　龙胆草　酸枣仁　栀子各三分　黄柏二分　甘草一分

归芍泻肝汤歌：

归芍泻肝青陈连，龙胆酸枣茯苓前，甘草栀柏同煎服，肝旺悸痛终能痊，更有加入大黄者，厥阴谵语舌缩煎。

扶急散方

人参五分　桂枝　麻黄　茯苓　猪苓　羌活　金毛狗脊　独活　牛膝　苍术　桑寄生　五加皮　石斛　生姜　淫羊藿各三分

扶急散方歌：

扶急麻桂二苓羌，独活寄生与五加，牛膝石斛毛狗脊，人参苍术羊藿姜，有汗更加盐附子，热兮加入二地黄，脚缺难行此方治，风湿麻木扶急佳。

仲景先师圣诞辛卯年二月二十八日卯时

四柱八字：辛卯　辛卯　癸卯　乙卯

伤寒药方卷三

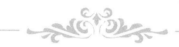

仲景先师校正增补《伤寒论》药方

妙香佛国纯楼降校

太阳篇上药方

桂枝汤方

桂枝　芍药　生姜各三分　炙甘草二分　大枣二枚

上药以水七升，微火煮取三升，去滓，适寒温，服一升。服已须臾，啜热稀粥一升余，以助药力，温覆令一时许，遍身漐漐，微似有汗益佳，不可令如水流漓，病必不除。若一服汗出病差，停后服，不必尽剂；若不汗，更服，依前法；又不汗，后服小促其间，半日许，令三服尽；若病重者，一日一夜服，周时观之。服一剂尽，病证犹在者，更作服；若汗不出者，乃服至二三剂。禁生冷、黏滑、肉面、五辛、酒酪、臭恶等物。

麻黄汤方

麻黄　杏仁　桂枝各三分　炙甘草二分

上药先煮麻黄至沸时去沫后入余药服，忌如前法。

调胃承气汤方

大黄　芒硝各三分　甘草二分

桂枝大黄汤方

即桂枝汤方加大黄三分

白通汤加人尿胆汁方

葱白九茎　附子　干姜各三两　人尿　猪胆汁一枚

大承气汤方

大黄　芒硝　厚朴　枳实各三分

四苓汤方

白术　茯苓　猪苓　泽泻各三分

四逆汤方

干姜　附子各三钱　炙甘草二钱

芍药汤方

芍药五分　人参　白术　柴胡　防风　茯苓　桂枝　生姜各三分　炙甘草一分

桂枝去桂加茯苓人参知母汤方

人参五分　茯苓　知母　芍药　生姜各三分　炙甘草二分　大枣二枚

桂枝加葛根汤方

即桂枝汤方加葛根四分

桂枝加厚朴杏仁汤方

即桂枝汤方加厚朴、杏仁各三分

桂枝加附子汤方

即桂枝汤方加附子三分

桂枝去芍药汤方

桂枝　生姜各三分　炙甘草二分　大枣二枚

桂枝去芍药加附子汤方

即前方加附子三分

桂枝加柴胡方

即桂枝汤方加柴胡三分

小建中汤方

芍药六钱　桂枝　生姜各三钱　炙甘草二钱　大枣二枚　饴糖一两

桂枝麻黄各半汤

桂枝　芍药　麻黄　杏仁　炙甘草各二分　生姜三分　大枣

桂枝二麻黄一汤

桂枝　芍药各二分　麻黄　杏仁　炙甘草各一分　生姜　大枣

白虎加人参汤方

石膏一两　知母三分　炙甘草二分　糯米　人参五分

桂枝二越婢一汤方

桂枝　芍药　炙甘草　生姜各二分　大枣二枚　麻黄一分　石膏三分

桂枝去桂加茯苓白术汤方

芍药　生姜　茯苓　白术各三分　炙甘草二分　大枣二枚

柴胡白术汤方

柴胡五分　白术四分　人参　黄芩　半夏　茯苓　桂枝　芍药　生姜各二分
炙甘草一分　大枣二枚

甘草干姜汤方

炙甘草五分　干姜三分

芍药甘草汤方

芍药五分　炙甘草二分

葛根汤方

葛根五分　桂枝　芍药　麻黄　生姜各三分　炙甘草二分　大枣二枚

葛根加半夏汤方

即前方加半夏三分

桂枝汤加味方

即桂枝汤方加别味

葛根黄芩黄连汤方

葛根八分　黄芩三分　黄连一分　甘草二分

小柴胡汤方

人参　柴胡各五分　半夏　黄芩　生姜各三分　大枣二枚　炙甘草一分

大青龙汤方

麻黄　桂枝　杏仁　生姜各三分　炙甘草一分　石膏八分　大枣二枚

小青龙汤方

麻黄　桂枝　芍药　干姜　半夏各三分　细辛　五味子　炙甘草各一分

太阳篇中药方

桂枝去桂加柴葛汤方

芍药　柴胡　葛根　生姜各三分　大枣　炙甘草各二分

桂枝加人参芍药汤方

即桂枝汤方加人参、芍药各五分

柴桂二陈汤方

柴胡　桂枝　陈皮　半夏　茯苓　生姜各三分　炙甘草二分　大枣二枚

桂枝加桂汤方

即桂枝汤方加桂枝二分

桂枝一麻黄二汤方

桂枝　芍药　炙甘草各一分　麻黄　杏仁　生姜各二分　大枣三枚

桂枝加柴胡汤方

即桂枝汤方加柴胡三分

五苓汤方

桂枝　白术　茯苓　猪苓　泽泻各三分

桂枝加柴胡重用人参汤方

即桂枝汤方加柴胡三分、人参一两

干姜附子汤方

干姜　附子各三分

桂枝加芍药生姜人参新加汤方

桂枝三分　芍药　生姜　人参各五分　炙甘草二分　大枣二枚

麻杏甘石汤方

麻黄　杏仁各二分　甘草一分　石膏一两

桂枝甘草汤方

桂枝四分　炙甘草二分

茯苓桂枝甘草大枣汤方

茯苓八分　桂枝三分　甘草二分　大枣五枚

厚朴生姜半夏甘草人参汤方

厚朴　生姜各六分　半夏三分　炙甘草二分　人参五分

茯苓桂枝白术甘草汤方

茯苓四分　桂枝　白术各三分　炙甘草一分

芍药甘草附子汤方

芍药四分　炙甘草二分　附子三分

茯苓四逆汤方

茯苓六分　人参　附子　干姜各三分　炙甘草二分

茯苓甘草汤方

茯苓　桂枝　生姜各三分　炙甘草一分

元参柴胡汤方

即小柴胡汤方加元参三分、麦冬五分

人参白虎加栀子汤方

人参五分　知母三分　石膏八分　炙甘草二分　糯米五分　炒栀子二分

栀子豉汤方

栀子　香豉各三分

分为两服，温进一服，得吐者止后服。

栀子生姜豉汤方

栀子三分　生姜　香豉各五分

栀子甘草豉汤方

栀子三分　甘草二分　香豉五分

栀子厚朴汤方

栀子　厚朴各三分　枳实二分

栀子豉加干姜白术汤方

香豉五分　栀子　干姜　白术各三分

真武汤方

茯苓　白术　芍药　附子各三分　生姜五分

83

甘桔加桑白皮汤方

炙甘草三分　桔梗二分　桑白皮四分

四苓散加味汤方

即四苓汤加别味

四物汤方

当归四分　川芎　芍药　地黄各三分

人参败毒散加荆防方

人参五分　茯苓　枳壳　桔梗　前胡　柴胡各三分　羌活　独活　防风、生姜各三分　川芎　荆芥各二分　薄荷　甘草各一分

四物加牛膝郁金汤方

即四物汤方加牛膝、郁金各三分

加味归脾汤方

人参　黄芪各五分　白术　当归　茯神　枣仁　生姜各三分　远志　木香各一分　炙甘草二分　元眼肉五分　大枣五枚，加别味

八珍理中汤方

人参八分　白术　熟地各五分　茯苓　当归　川芎　芍药各二分　炙甘草二分　黑姜三分

人参养荣加枸杞汤方

人参　黄芪　熟地　枸杞各五分　白术　茯苓　当归　芍药　橘皮　生姜　肉桂各三分　大枣五枚　远志　五味子　炙甘草各一分

真武六君加乌梅汤方

人参五分　白术四分　茯苓　半夏　芍药　附子　生姜　橘皮各三分　炙甘草二分　乌梅三枚

调胃承气加桂枝芍药汤方

大黄　芒硝　桂枝　芍药各三分　甘草一分

桂枝柴胡汤方

即桂枝汤、小柴胡汤二方合用

大柴胡汤方

柴胡五分　大黄　枳实　黄芩　半夏　白芍　生姜各三分　甘草一分　草果子十二粒

补中益气汤方

人参　黄芪各五分　白术　柴胡　升麻　陈皮　当归各三分　炙甘草二分　生姜三分　大枣二枚

胃苓汤方

厚朴　陈皮　茯苓　猪苓　泽泻　苍术各三分　炙甘草二分

又方：加藿香二分

又方：加砂仁二分、香附三分

柴胡加芒硝汤方

即小柴胡汤方加芒硝三分

桃仁承气汤方

桃仁　大黄　芒硝　桂枝各三分　甘草一分

柴胡加龙骨牡蛎汤方

即小柴胡汤方加龙骨、牡蛎粉、铅丹、桂枝、茯苓、大黄各二分

大承气汤加栀柏方

即大承气汤方加栀子三分、黄柏一分

四苓小承气汤方

即四苓汤小承气汤二方合用

加二陈汤方

即上方加陈皮　半夏　茯苓各三分　甘草一分

桂枝去芍药加蜀漆牡蛎龙骨救逆汤方

炙甘草二分　桂枝　生姜　牡蛎　龙骨　蜀漆（洗去腥）各三分　大枣二枚

柴葛解肌汤方

柴胡五分　葛根六分　羌活　白芷　黄芩　芍药　桔梗各三分　甘草一分　石膏一两

85

元麦四物汤方

元参　麦冬　当归　芍药　地黄各三分　川芎二分

四物甘桔汤方

即四物汤方加甘草、桔梗各二分

黄连解毒汤方

黄连　黄柏各一分　黄芩　栀子各三分

凉血饮方

生地　白芍　柴胡　茯苓　牡丹皮各三分　甘草一分

桂枝加桂汤再加桂方

桂枝四分　芍药　生姜各三分　炙甘草　牡桂各二分　大枣二枚

桂枝甘草龙骨牡蛎汤方

炙甘草　桂枝各二分　龙骨　牡蛎各二分

太阳篇下药方

胃苓柴胡汤方

即平胃散、四苓汤、小柴胡汤三方合用

防风通圣散方

大黄　芒硝　麻黄　白芍　当归　滑石　黄芩　白术各三分　栀子　连翘
桔梗　川芎　薄荷各二分　石膏一两　荆芥二分　甘草一分

六君汤加麻黄桂枝方

人参五分　白术　茯苓　半夏　橘皮　麻黄　桂枝各三分　甘草

香砂调胃承气加藿香汤方

大黄　芒硝　香附　藿香各三分　甘草　砂仁各一分

平胃二陈汤方

苍术　甘草各一分　厚朴　茯苓　陈皮　半夏各三分

香砂平胃散方

即平胃散方加香附三分、砂仁一分

抵当汤方

水蛭三十个　虻虫去翅三十个　桃仁　大黄各三分

六一滑石汤方

滑石一两二钱　甘草一钱

石莲清心汤方

石莲子　人参　麦冬各五分　地骨皮　柴胡　黄芩　赤茯苓　车前子各三分
甘草一分

小陷胸汤方

黄连二分　半夏　瓜蒌仁（去油）各三分

枳术丸

枳实二分　白术三分

真武六君汤方

即真武汤、六君子汤二方合用

麻桂六君子汤方

麻黄　桂枝各三分，加入六君汤

大陷胸丸方

大黄　杏仁各八分　芒硝　葶苈各六分　甘遂一分，炼蜜和丸

大陷胸汤方

大黄　芒硝各三分　甘遂一分

四苓汤加茵陈方

即四苓汤加茵陈蒿三分

四君桂枝汤方

即桂枝汤方加人参五分，白术、茯苓各三分

平胃二苓加柴胡汤方

即平胃散方加茯苓、猪苓、柴胡各三分

甘桔元参桑白皮汤方

甘草　桔梗各二分　元参　麦冬　桑白各三分

蔓荆紫苏姜枣汤方

蔓荆子　生姜各三分　紫苏二分　大枣二枚

枳桔二陈汤方

枳壳　桔梗　陈皮　半夏　茯苓各三分　炙甘草一分

四物加柴胡黄芩汤方

即四物汤方加柴胡、黄芩各三分

文蛤散方

文蛤五分为末，以沸汤吞下。

三物白散方

桔梗　贝母各三钱　巴豆（去油）五分

枳桔柴桂汤方

小柴胡汤、桂枝汤二方加枳壳、桔梗各三分

柴胡加芍药汤方

小柴胡汤方加芍药三分

桃仁四物逍遥散方

桃仁　当归　芍药　地黄　柴胡　茯苓　炒栀子　丹皮　白术　生姜各三分
川芎　薄荷各二分　甘草一分

四苓归芍汤方

即四苓汤方加当归、芍药各三分

柴胡桂枝干姜茯苓汤方

柴胡五分　桂枝　干姜　瓜蒌根　茯苓　黄芩各三分　牡蛎　炙甘草各二分

玉竹元参甘草汤方

玉竹四分　元参三分　甘草一分

枳桔柴苓汤方

即小柴胡汤、四苓汤加枳壳、桔梗各三分

半夏泻心汤方

半夏五分　黄芩　人参　干姜各三分　炙甘草　黄连各一分　大枣

麻黄小陷胸汤方

即麻黄汤、小陷胸汤二方合用

十枣汤方

芫花　甘遂　大戟各等分　大枣十枚

真武薤白白酒汤方

即真武汤加薤白三钱　白酒汁

四苓加陈皮茵陈汤方

即四苓汤加陈皮　茵陈蒿各三分

枳桔二陈加瓜蒌汤方

即枳桔二陈汤加瓜蒌仁三分

附子泻心汤方

大黄　黄芩各二分　黄连一分　附子三分

调胃二陈汤方

葛根四分　半夏　厚朴　茯苓　香附　陈皮　白术　黄芩　芍药　生姜各三分　甘草　砂仁各一分

甘草泻心汤方

甘草四分　半夏　黄芩　干姜　人参各三分　黄连一分　大枣

赤石脂禹余粮汤方

赤石脂煅　禹余粮石各五分

小陷胸瓜蒂散方

即小陷胸汤加甜瓜蒂、赤小豆

旋覆代赭石汤方

旋覆花　炙甘草　人参　生姜　半夏各三分　代赭石一分　大枣二枚

桂枝人参汤方

桂枝四分　炙甘草　白术　人参　干姜各三分

大黄黄连泻心汤方

大黄三分　黄连一分

瓜蒂散方

甜瓜蒂　赤小豆

黄连汤方

黄连　桂枝　炙甘草　干姜各三分　人参二分

桂枝附子汤方

桂枝四分　附子　生姜各三分　炙甘草二分　大枣二枚

桂枝附子去桂加白术汤方

即右方去桂枝加白术四分

麻黄柴胡去半夏加贝母汤方

即麻黄汤、小柴胡汤二原方去半夏加贝母三分

炙甘草汤方

炙甘草四分　生姜　桂枝　人参　生地　阿胶各三分　麦冬五分　麻仁一两
大枣四枚

附子生姜汤方

附子　生姜各三分

阳明篇药方

柴葛解肌汤加桂枝方

柴葛解肌汤加桂枝三分

葛根汤加玉竹方

葛根汤方加玉竹五分

桂枝葛根汤方

桂枝汤、葛根汤二方合用

青蒿香薷汤方

青蒿　香薷草各二分　车前子　柴胡　茯苓　泽泻　苍术各三分

葛根加茯苓汤方

即葛根汤方加茯苓三分

柴葛汤加桔梗方

小柴胡汤、葛根汤二方加桔梗三分

桂枝葛根芍药汤方

葛根五分　桂枝　芍药各三分

二陈平胃加麻黄汤方

二陈汤、平胃散二方加麻黄三分

理中丸方

人参　炙甘草　白术　干姜各三分

四物六君汤方

四物汤、六君汤二方合用

四逆散方

柴胡　芍药　枳实各三分　甘草一分

解肌汤方

羌活　白芷　黄芩　芍药　桔梗各三分　甘草一分　石膏一两

元麦柴葛汤方

元参　麦冬各三分，加入小柴胡汤、葛根汤内

茵陈栀子豉汤方

茵陈蒿汤、栀子豉汤二方合用

五苓散加茵陈葛根方

五苓散方加茵陈蒿三分、葛根五分

桂枝加芍药汤方

芍药五分　桂枝　生姜各三分　炙甘草二分　大枣二枚

二陈加葛根桑白汤

二陈汤方加葛根五分　桑白皮三分

葛根加枳实汤方

葛根汤方加枳实三分

四苓汤加黄芩葛根方

四苓汤方加黄芩三分　葛根五分

蜜煎导法方

猪胆汁和蜂蜜七醋煎以灌谷道中（如一食顷，当大便出）。

栀子二陈汤方

栀子三分加入二陈汤

桂枝四君汤方

人参五分　桂枝　白术　茯苓各三分　炙甘草二分

桃仁承气加柏叶汤方

桃仁　桂枝　大黄　芒硝　侧柏叶各三分　甘草

桂枝加人参五味汤方

桂枝汤加人参五分　五味子一分

四逆散加麦味汤方

柴胡　芍药　枳实　麦冬各三分　甘草　五味各一分

白虎汤方

石膏一两　知母　糯米各三分　甘草一分

栀子豉汤加杏仁方

栀子　杏仁各三分　香豉五分

猪苓汤方

猪苓　茯苓　阿胶　滑石　泽泻各三分

麦味知母汤方

麦冬五分　五味子一分　知母　人参　柴胡各三分　竹叶四十片　薄荷三分
石膏一两　糯米三分

六君汤方

人参五分　白术　茯苓　半夏　陈皮各三分　炙甘草一分

当归郁金柴葛知母汤方

当归　柴胡　知母　郁金各三分　葛根五分

茵陈蒿汤方

茵陈蒿　栀子各三分　大黄二分

凉膈散方

大黄　芒硝　黄芩　栀子　连翘各三分　甘草　薄荷各二分　白蜜

吴茱萸汤方

吴茱萸二分　人参三分　大枣四枚　生姜六分

牡蛎汤方

牡蛎　桂枝　芍药　黄芪　麦冬　生姜各三分　五味子　炙甘草各一分　大枣二枚

柴桂葛根汤方

葛根汤方加柴胡、桂枝各三分

麻仁丸方

麻仁二两　芍药　枳实　杏仁各八分　大黄　厚朴各一两

桃仁凉血饮

凉血饮方加桃仁三分

六君平胃汤方

六君汤方加厚朴三分

茵陈蒿汤加黄柏方

茵陈蒿　栀子各三分　大黄　黄柏各二分

栀子柏皮汤方

栀子三分　炙甘草　黄柏各一分

麻黄连翘赤小豆汤方

麻黄　连翘各二分　赤小豆　生梓白皮　杏仁　生姜各三分　炙甘草一分　大枣二枚

少阳篇药方

枳术平胃散方

枳实　白术各三分　加入平胃散方

柴平汤方

小柴胡汤、平胃散二方合用

小柴胡汤方

柴胡五分　人参　半夏　黄芩　生姜各三分　甘草一分　大枣二枚

麻桂葛根汤加五味方

麻黄汤、桂枝汤、葛根汤加五味一分

芍药甘草汤方

芍药五分　甘草二分

平胃去术加芍药汤方

厚朴　陈皮　芍药各三分　甘草一分

太阴篇药方

半夏茯苓枳术汤方

半夏　茯苓　生姜各五分　枳实　白术各三分

四逆辈方

即四逆汤、四逆散

柴胡芍药汤加桂方

小柴胡汤、芍药汤二方加肉桂二分

杏仁厚朴汤方

杏仁　厚朴各三分

小半夏加茯苓汤方

半夏　生姜　茯苓各五分

附子茯苓白术甘草汤方

附子　茯苓　白术各三分　甘草一分

四苓加苡仁扁豆汤方

四苓汤方加薏苡仁、扁豆各五分

附子肉桂肾着汤加车前方

肉桂　炙甘草各二分　附子　茯苓　干姜　白术　车前子各三分

少阴篇药方

芍药甘草汤加茯苓方

芍药五分　甘草二分　茯苓三分

附子汤方

附子　茯苓　人参　干姜各三分　白术四分　大枣二枚

甘桔汤方

甘草二分　桔梗三分

四苓加车前麦冬汤方

四苓汤加车前子　麦冬各三分

黄连泻心汤方

黄连三分　黄芩　半夏　干姜　甘草各二分　人参三分　大枣

六味汤方

地黄　山茱萸　牡丹皮　茯苓　泽泻各三分　山药四分

四君汤加麻黄方

人参五分　白术　茯苓　麻黄各三分　甘草一分

四逆散加味方

柴胡　芍药　枳实各三分　甘草一分，加别味

四物四苓加丹皮汤

四物汤、四苓汤二方加牡丹皮三分

麻黄四逆汤方

麻黄　干姜　附子各三分　甘草二分

四逆汤加芍药方

芍药　干姜　附子各三分　甘草二分

通脉四逆加麻黄汤方

麻黄　干姜　附子各三分　甘草二分

通阳加姜、葱白，腹痛加芍药和阴，咽痛加桔梗，脉不出加人参。

芍药柴胡甘草汤方

芍药　柴胡各三分　甘草二分

麻黄附子细辛汤方

麻黄　附子各三分　细辛一分

黄连阿胶汤方

黄连　阿胶各三分　黄芩一分　芍药二分　鸡子黄二枚

桃花汤方

赤石脂五分　干姜　糯米各三分

桃花汤加通草茯苓方

右方加茯苓三分　通草三寸

猪肤汤方

猪肤半开，煎汤去渣加白蜜白粉熬香温服。

甘草汤方

甘草三分

桔梗汤方

桔梗一分　甘草二分

苦酒汤方

苦酒　半夏　鸡子，令三沸去渣少含咽之。

半夏散及汤方

半夏　桂枝　甘草各等分

附子白蜜汤方

附子三分　白蜜一两

白通汤方

葱白九茎　干姜　附子各三分

白通加猪胆汁汤方

右方加猪胆汁一枚　人尿

通脉四逆散方

柴胡　芍药　枳实各三分　甘草一分

咳加五味，干姜并主下利，悸加桂枝，小便不利加茯苓，腹痛加附子，泄利下重，先煮薤白，以散纳汤中，煮取，分温再服。

半夏汤加枳壳苏梗方

半夏　生姜　枳壳各三分　苏梗二分

桂枝小半夏加芍药汤方

桂枝　半夏　生姜　芍药各三分

黄连犀角柴胡汤方

小柴胡汤方加黄连二分、犀角，磨水兑服。

回阳救急加麻黄汤方

人参五分　白术　茯苓　陈皮　半夏　附子　肉桂　麻黄　干姜各三分
五味　炙甘草各二分

骨蒸劳热方

人参　地骨各五分　白术　柴胡　升麻　石斛各三分

厥阴篇药方

芍药柴苓汤方

芍药五分　加入小柴胡汤四苓汤

元参饮方

元参三分　麦冬五分　五味一分

四物牛蒡银花汤方

四物汤方加牛蒡子三分　银花二分

附桂六君汤方

六君汤方加附子三分　肉桂三分

元参甘桔汤加五味方

元参　麦冬　桔梗各三分　甘草　五味各一分

生地汤方

生地黄五分

乌梅丸方

乌梅百枚　细辛　附子　桂枝　人参　焦黄柏各六分　干姜　黄连各一两
当归　炒蜀椒各四分

四逆汤加砂仁益智仁车前子方

附子　干姜　益智仁　车前子各三分　砂仁　炙甘草各二分

逍遥散方

当归　芍药　柴胡　茯苓　白术　炒栀子　丹皮　生姜各三分　甘草　薄荷各二分

参苓白术散方

人参五分　白术　茯苓　陈皮　莲米各三分　桔梗　砂仁各二分　山药　薏苡仁各五分　大枣六枚　甘草二分　扁豆四分

真武四逆汤方

真武汤四逆汤二方合用

吴茱萸生姜汤方

吴茱萸汤方加生姜五分

当归四逆汤方

当归　桂枝　芍药各三分　细辛　甘草各二分　大枣二枚　通草

麻黄杏仁汤方

麻黄　杏仁　芍药　陈皮　半夏　茯苓　生姜各三分　五味　甘草各一分大枣二枚

干姜黄连黄芩人参汤方

干姜　黄芩　人参各三分　黄连一分

厚朴芍药甘草汤方

厚朴　芍药各三分　甘草一分

柴桂汤方

小柴胡汤、桂枝汤二方合用

四君加芍药汤方

人参　白术　茯苓　芍药各三分　甘草一分

吴茱萸加芍药汤方

吴茱萸汤方加芍药三分

青皮芍药甘草汤方

青皮　芍药各三分　甘草一分

附桂理中真武汤方

附子　肉桂　白术　干姜　芍药　茯苓各三分　人参五分　炙甘草二分　大枣四枚

大承气汤加龙胆草

大承气汤方加龙胆草三分

理中四逆汤方

人参　干姜各五分　白术　附子各三分　炙甘草二分

霍乱病药方

藿香香薷汤方

藿香　香薷草各三分

藿香正气散方

藿香　白术　茯苓　厚朴　半夏　白芷　生姜各三分　大腹皮　紫苏　桔梗各二分　甘草一分　大枣二枚

清暑益气汤方

人参　黄芪　麦冬各五分　当归　白术　陈皮　神曲　葛根　泽泻　生姜各三分　升麻　青皮　苍术各二分　五味　黄柏　甘草各一分　大枣二枚

柴平汤去半夏加茯苓香砂汤方

人参五分　黄芩　柴胡　厚朴　陈皮　茯苓　香附　苍术各三分　甘草　砂仁各一分

四逆加人参汤方

干姜　附子各三分　炙甘草二分　人参五分

通脉四逆加猪胆汁汤

通脉四逆汤方见前加猪胆汁一枚

茯苓桂枝汤方

茯苓三分　加入桂枝汤方

通脉四逆加桂枝汤方

通脉四逆汤方见前加桂枝三分

香薷平胃去术加楠藤方

厚朴　陈皮　香薷草　石楠藤各三分

吴茱萸加附子汤方

吴茱萸汤加附子三分

羌活厚朴黄连甘草汤

羌活　厚朴各三分　黄连　甘草各一分

阴阳易篇药方

烧裈散

取妇人中裈近阴处烧灰煎水，日三服，小便即利，阴头微肿即愈。妇人病取男子裈裆烧灰。

枳实栀子豉汤方

枳实　栀子　香豉各三分　又方加大黄三分

调胃承气加术汤方

大黄　芒硝　白术各三分　甘草二分

牡蛎泽泻散方

牡蛎　泽泻　瓜蒌根　蜀漆（洗去腥）　葶苈子　商陆根各三分　海藻二分

按《伤寒论》旧本一百一十三方今新增一百四十七方共二百六十方。太阳篇录有方者，阳明以下诸篇药方相同，兹不重录，由太阳篇方中寻之。

金匮药方卷四

仲景先师校正增补《金匮玉函》药方

妙香佛国纯楼降校

痉湿暍病药方

麻黄汤方

麻黄　杏仁　桂枝各三分　甘草二分

桂枝汤方

桂枝　芍药　生姜各三分　甘草二分　大枣二枚

麻桂各半加人参汤方

麻黄　桂枝　杏仁　白芍各二分　炙甘草一分　生姜三分　大枣二枚　人参五分

柴桂汤加葛根方

人参五分　柴胡　黄芩　半夏各三分　炙甘草一分　桂枝　芍药　生姜各三分　大枣二枚　葛根四分

通窍活血汤方

赤芍　桃仁　老葱　生姜各三分　川芎二分　红花一分　大枣三枚　麝香少许　黄酒一杯

瓜蒌桂枝汤方

栝蒌根二分　桂枝　芍药　生姜各三分　炙甘草二分　大枣二枚

葛根汤方

葛根四分　麻黄　生姜各三分　桂枝　芍药　甘草各二分　大枣二枚

大承气汤

大黄　芒硝　厚朴　枳实各三分

五苓散方

桂枝　白术　茯苓　猪苓　泽泻各二分

四苓二陈汤方

白术　茯苓　猪苓　泽泻　半夏　陈皮各三分　炙甘草二分

桂枝加茯苓汤方

桂枝　芍药　茯苓　生姜各三分　甘草二分　大枣二枚

小建中汤方

芍药六分　桂枝　生姜各三分　炙甘草二分　大枣二枚　饴糖一两

小建中汤加黄芪方

即前方加炙黄芪五分

小建中汤加五味方

即前方加五味子一分

麻黄加术汤方

麻黄　杏仁　桂枝　白术各三分　甘草二分

防己黄芪汤方

黄芪五分　防己　白术各三分　甘草二分

桂枝附子汤方

桂枝四分　附子　生姜各三分　甘草二分　大枣二枚

桂枝附子汤去桂加白术汤方

前方去桂枝加白术四分

五苓加附子汤方

五苓散方加附子三分

四苓加五味汤方

白术　茯苓　猪苓　泽泻各三分　五味子一分

五苓桂枝汤方

五苓散桂枝汤二方合用

柴葛解肌汤方

葛根五分　柴胡　羌活　白芷　黄芩　桔梗　芍药各三分　石膏一两　甘草二分

人参白虎汤方

人参五分　石膏一两　知母　糯米各三分　甘草一分

一物瓜蒂汤方

瓜蒂二十个切片煎水顿服

百合狐惑阴阳毒病药方

百合知母汤方

百合（先以水洗渍一宿，当白沫出去沫）十枚　知母三分

滑石代赭汤方

百合（如前法）七枚　滑石三分　代赭石（如弹丸大一枚、碎，绵裹）

百合鸡子汤方

百合（如前）　鸡子黄一枚，先煮百合后纳鸡子黄，搅匀煎五分温服。

百合地黄汤方

百合（如前）　生地黄八分，服后大便下黑。

栝篓牡蛎散方

栝篓根　牡蛎各等分，共为细末日三服。

百合滑石散方

百合（炙）　滑石各一两　共为末，日三服后当微利。

附子百合加白术汤方

百合五分　附子　白术各三分

甘草泻心汤方

炙甘草四分　黄芩　人参　干姜　半夏各三分　黄连一分　大枣

赤小豆当归散方

赤小豆（浸令发芽）　当归各一两　共研末日三服

升麻鳖甲汤方

升麻　当归　甘草各二分　蜀椒（炒）一分　鳖甲（酥）三分　雄黄二分

疟病药方

大柴胡汤方

柴胡五分　枳实　黄芩　半夏　白芍　大黄各三分

小柴胡汤去半夏加葛根方

小柴胡汤方去半夏加葛根五分

四逆散加半夏姜枣方

柴胡　生姜各五分　芍药　枳实　半夏各三分　甘草一分　大枣二枚

桂麻小柴胡汤方

桂枝　麻黄各三分，加入小柴胡汤方中。

桂枝二陈汤加柴胡方

桂枝　芍药　茯苓　半夏　陈皮　生姜各二分　甘草一分　大枣二枚　柴胡三分

麻二桂一加柴胡人参汤方

麻黄　杏仁　炙甘草各二分　桂枝　芍药各一分　生姜　柴胡　人参各三分　大枣二枚

七宝散方

厚朴三分　常山叶　青皮　陈皮　槟榔各二分　甘草　草果各一分

补中汤方

人参五分　白术　黄芪　陈皮　当归　柴胡　升麻各三分　炙甘草一分

理中汤方

人参五分　白术　黑姜各三分　炙甘草二分

桂枝防风通圣散加桂方

桂枝　防风　大黄　芒硝　当归　炒栀子　麻黄　滑石　黄芩　白术　官桂　芍药　连翘　川芎各三分　石膏八分　荆芥　桔梗　薄荷　甘草各二分

鳖甲煎丸方

鳖甲（酥）一两　乌鰂　黄芩　鼠妇（熬）　干姜　大黄　桂枝　石苇（去毛）　厚朴　紫薇　阿胶各三分　柴胡六分　芍药五分　葶苈一分　牡丹皮　虫虫各五分　蜂巢（炙）四分　瞿麦二分　半夏一分　赤消一两二分　人参一分　蜣螂（熬）六分　桃仁二分

四苓加葛根汤方

白术　茯苓　猪苓　泽泻各三分　葛根六分

小柴胡汤去黄芩加麻黄方

小柴胡方去黄芩加麻黄三分

白虎加桂枝汤方

知母六分　炙甘草二分　石膏八分　糯米五分　桂枝三分

蜀漆散方

蜀漆（洗，去腥）　云母（烧二日夜）　龙骨（煅）各等分

中风历节药方

人参柴胡灵仙升麻汤方

人参五分　柴胡　威灵仙　升麻各三分

桂枝芍药柴胡汤方

桂枝　芍药　柴胡各三分

柴苓汤方

柴胡五分　人参　白术　黄芩　茯苓　猪苓　泽泻　生姜　半夏各三分
甘草二分

大柴胡汤方

见疟病篇中。

小青龙汤方

麻黄　桂枝　芍药　半夏　干姜各三分　细辛　五味子　甘草各一分

柴胡汤去黄芩加术苓汤

人参五分　柴胡　半夏　白术　茯苓　生姜各三分　甘草二分　大枣

建中汤加当归方

芍药六分　桂枝　生姜　当归各三分　甘草（炙）二分　饴糖一两　大枣二枚

桂枝柴胡汤方

人参五分　桂枝　芍药　生姜　柴胡　黄芩　半夏各三分　炙甘草二分
大枣二枚

桔梗升麻柴葛汤方

桔梗　升麻　柴胡各三分　葛根五分

黄芪建中汤加白术方

黄芪五分　芍药六分　桂枝　生姜　白术各三分　炙甘草二分　大枣二枚　饴糖一两

小柴胡加白芍五味方

小柴胡汤方加白芍三分　五味一分

桂枝加半夏汤方

桂枝汤方加半夏三分

桂枝牡蛎汤方

桂枝四分　芍药　牡蛎　黄芪　麦冬　生姜各三分　炙甘草二分　五味一分　大枣二枚

桂枝芍药知母汤方

桂枝　知母　防风各四分　白术五分　甘草二分　麻黄　附子各二分　生姜　芍药各三分

附子黄芪建中汤方

黄芪　芍药各五分　附子　生姜　桂枝各三分

乌头汤方

治脚气疼痛不可屈伸。

麻黄　芍药　黄芪各三分　炙甘草二分　乌头（乌头咀片以蜜煎后即出）五枚

风引汤方

此方治热癫痫，其性寒入肾，凉入骨，清肺平肝，走六腑，心悸胆忡，渴饮水，服之热退火泻。若寒证切勿服焉。

大黄　干姜　龙骨各四分　桂枝三分　甘草　牡蛎各二分　寒水石　滑石　赤石脂　白石脂　紫石英　石膏各六分

血痹虚劳病药方

黄芪桂枝五物汤方

黄芪　桂枝　芍药　生姜各三分　大枣二枚

六君子汤去半夏加炙芍药麦冬方

人参五分　白术　茯苓　橘皮　芍药（炙）　麦冬各三分　炙甘草二分

六味汤加车前芍药炙甘草方

熟地六分　山药五分　丹皮　泽泻　山茱萸　车前子　芍药各三分　炙甘草二分

麻附甘草汤方

麻黄　附子各三分　炙甘草二分

桂枝龙骨牡蛎汤方

桂枝汤原方加龙骨　牡蛎各三分

参术八味汤方

人参　熟地各五分　白术　附子　山茱萸　牡丹皮　茯苓　泽泻各三分　山药四分
肉桂二分

补中益气汤加莲须方

人参　黄芪各五分　白术　柴胡　升麻　当归　莲须各三分　橘皮　炙甘草各二分

六君汤方

人参五分　白术　茯苓　半夏　橘皮各三分　炙甘草二分

六君加麦冬五味子汤方

即前方加麦冬五分　五味子一分

人参白术茯苓汤方

人参五分　白术　茯苓各三分

真武四逆理中汤方

白术　附子　人参各五分　茯苓　芍药　干姜　生姜　炙甘草各三分

补中益气汤加芍药方

即补中汤加芍药三分

补中益气汤加附桂方

即补中益气汤方加附子三分、肉桂二分

补中益气汤加枸杞方

即补中汤方加枸杞子五分

小建中汤去桂加黄连桔梗方

芍药六分　炙甘草二分　大枣四枚　饴糖一两　黄连一分　生姜　桔梗各三分

黄芪建中汤方

黄芪　芍药各五分　桂枝　生姜各三分　饴糖一两　炙甘草　大枣

八味肾气丸方

附子　熟地黄各五分　牡丹皮　山茱萸　茯苓　泽泻各三分　山药四分　肉桂二分

薯蓣丸

薯蓣二两　当归　桂枝　干熟地　神曲　豆黄卷　人参各一两　甘草二两　川芎　麦冬　芍药　白术　杏仁　防风各六分　柴胡　桔梗　茯苓　干姜各三分　阿胶七分　白蔹二分　大枣百枚

酸枣仁汤方

枣仁三分　甘草一分　知母　茯苓　川芎各二分

大黄䗪虫丸加五谷虫海螵蛸方

大黄蒸　黄芩　炙甘草　桃仁　杏仁各三分　芍药四分　地黄一两　干漆一分　䗪虫　水蛭百枚　蛴螬　虻虫去翅　五谷虫二分　海螵蛸三分

肺痿肺痈咳嗽上气病药方

百合杏仁二陈去半夏汤方

百合五分　杏仁　茯苓　陈皮各三分　炙甘草二分　又方加瓜蒌仁（去油）三分

肺痈方

百合　白及各五分　白芷　牛蒡子　银花各三分　甘草二分

清肺解毒汤方

桔梗　连翘　栀子　当归　芍药　地黄　牛蒡子　银花　防风各三分　桑白皮　薄荷　荆芥　甘草各三分

麻杏二陈汤方

麻黄　杏仁　半夏　茯苓　橘皮各三分　炙甘草二分

甘草干姜汤方

炙甘草四分　干姜二分

射干麻黄汤方

射干三分　麻黄　生姜　半夏各四分　款冬花　紫菀各三分　细辛　五味子各二分 大枣四枚

皂荚丸

皂荚（即牙皂之外荚也，去其黑皮用酒洗）八分

厚朴麻黄汤方

厚朴　小麦各五分　麻黄四分　石膏一两　杏仁　半夏　干姜各三分　细辛 五味子各二分

泽漆汤方

半夏　紫参　生姜　白前各五分　泽漆（流水煮，洗去腥）　甘草　黄芩　人参 桂枝各三分

麦门冬汤方

麦冬八分　半夏　人参　甘草各二分　粳米三分　大枣四枚

葶苈大枣泻肺汤方

葶苈子熬令色黄捣丸　大枣十二枚

桔梗清肺汤方

石膏八分　桔梗　黄芩　生姜各三分　麦门冬　人参各五分　薄荷二分　竹叶五十片

越婢加半夏汤方

麻黄六分　石膏一两　生姜三分　甘草二分　大枣五枚　半夏五分

小青龙加石膏汤方

麻黄　桂枝　芍药　干姜各三分　细辛　五味子　甘草各二分　半夏五分 石膏八分

奔豚气病药方

丁香小茴散方

丁香　小茴　香附　乌药　厚朴　生姜　黄芪　官桂各三分　甘草　木香各一分 吴茱萸　橘核各二分　荔枝核九枚

芍药香附木通甘草汤方

芍药　香附　木通各三分　甘草一分

清肺散方

即前肺病桔梗清肺汤是也

归芍汤方

当归　芍药各五分　柴胡　白术　人参　半夏　茯苓　生姜各三分　甘草二分　大枣二枚

黄芩芍药甘草汤方

黄芩五分　芍药三分　甘草二分

奔豚汤方

甘草　川芎　当归　黄芩　芍药各二分　半夏四分　生葛五分　生姜四分　甘李根白皮三分

桂枝加桂汤方

桂枝五分　芍药　生姜各三分　炙甘草二分　大枣二枚

茯苓桂枝甘草大枣汤方

茯苓八分　炙甘草二分　桂枝四分　大枣三枚

胸痹心痛短气病药方

瓜蒌薤白白酒汤方

瓜蒌实　薤白各三分　白酒

瓜蒌白半夏汤方

瓜蒌实　薤白　半夏各三分　白酒

枳实薤白桂枝汤方

枳实　瓜蒌实各三分　厚朴四分　薤白三分　桂枝一分

人参汤方

人参　白术　甘草　干姜各三分

茯苓杏仁甘草汤方

茯苓　杏仁各三分　甘草一分

橘枳姜汤

橘皮一两　枳实三分　生姜八分

薏苡附子散方

薏苡仁八分　大附子（炮）三分　共为末热酒送下。

桂枝生姜枳实汤方

桂枝　生姜　枳实各三分

乌头赤石脂丸方

乌头（炮）二分　赤石脂　蜀椒　附子（炮）　干姜各一分

九痛丸方

附子（炮）二分　生狼牙（炙）　巴豆去油　人参　干姜　吴茱萸各一分

腹满寒疝宿食病药方

二陈加吴萸砂仁汤方

橘皮　半夏　茯苓各三分　甘草　吴茱萸　砂仁各一分

大承气汤

大黄　芒硝　枳实　厚朴各三分

胃苓汤加香砂方

茯苓　猪苓　泽泻　白术　厚朴各三分　陈皮　香附各二分　甘草　砂仁各一分

真武汤加肉桂方

附子　生姜各五分　白术　茯苓　芍药各三分　肉桂二分

柴平汤方

柴胡　人参　半夏　黄芩　厚朴　陈皮各三分　苍术　甘草各二分

蔓荆　柴胡　苍耳　生姜　大枣汤各三分　大枣二枚

六君汤加吴茱萸白芍汤方

人参五分　白术　半夏　茯苓　陈皮　芍药各三分　甘草　吴茱萸各一分

枳术二陈汤方

白术五分　枳实　陈皮　半夏　茯苓各三分　甘草一分

香砂平胃汤方

香附　厚朴　陈皮各三分　苍术　甘草　砂仁各二分

厚朴七物汤方

厚朴　生姜各五分　甘草　大黄　枳实各三分　桂枝二分　大枣二枚

附子粳米汤方

附子　粳米　半夏各三分　甘草一分　大枣二枚

厚朴三物汤方

厚朴八分　大黄四分　枳实三分

大柴胡汤方

柴胡　大黄　枳实　黄芩　半夏　白芍各三分　生姜五分　大枣二枚　草果子十一粒　竹叶三十片

大承气汤方

大黄　芒硝　枳实　厚朴各三分

大建中汤加附子方

蜀椒九粒　干姜四分　人参　附子各三分

大黄附子细辛汤方

大黄　附子各三分　细辛二分

赤丸方

乌头二分　茯苓　半夏各四分　细辛一分

大乌头煎方

大乌头五枚（熬，去皮，不必咀）煮后去渣纳蜜煮，令水气尽。

当归生姜羊肉汤方

当归三分　生姜五分　羊肉四两

乌头桂枝汤方

川乌头一味以白蜜煎之去渣，用桂枝汤解之后得一杯，初服不知，即服，三杯又不知，复加至五杯，其知者如醉状，得吐者为中病。

二陈平胃加香薷汤方

苍术　陈皮　厚朴　茯苓　半夏　香薷草　生姜各三分　甘草一分　大枣二枚

瓜蒂散方

瓜蒂（熬黄）　赤小豆（煮）各等分

小承气汤加莱菔麦芽香砂方

厚朴　枳实　大黄　莱菔子　麦芽　香附各三分　砂仁二分

平胃散方

苍术　厚朴　陈皮各三分　炙甘草一分

凉膈散方

芒硝　大黄　栀子　连翘　黄芩各三分　甘草一分　薄荷二分　竹叶四十片
白蜜一两

五脏风寒积聚病药方

麻黄防己黄芪汤方

麻黄　防己各三分　黄芪五分

麻黄二陈汤方

麻黄　陈皮各三分　茯苓　半夏各五分　甘草一分

礞石丸方

青礞石（煅）一两　大黄　黄芩各八分　沉木香五分

六君汤方

人参五分　白术　茯苓　半夏　陈皮各三分　炙甘草二分

旋覆花汤方

旋覆花三分　葱白十四茎　新绛少许

柴平四苓汤方

人参五分　柴胡　半夏　黄芩　苍术　厚朴　茯苓　猪苓　泽泻　陈皮
白术各三分　甘草一分

干姜泻心六君汤方

干姜　人参各五分　半夏　黄芩　茯苓　白术　橘皮各三分　黄连　甘草各二分
大枣四枚

小柴胡汤方

柴胡　人参各五分　半夏　黄芩　生姜各三分　甘草一分　大枣二枚

归脾汤方

人参五分　白术　茯苓　黄芪　当归　枣仁各三分　远志　木香　炙甘草各一分　龙眼肉五分　生姜三分　大枣四枚

归脾四物汤方

即前方加归、芎、芍、地四味。

归脾桂附丸方

即前方加肉桂二分　附子三分

桂枝汤

见前方痉湿暍中。

麻子仁丸方

麻仁一两　芍药　大黄　枳实　厚朴　杏仁各五分

甘姜苓术汤方

炙甘草二分　生姜　茯苓　白术各三分

二陈汤去半夏加贝母杏仁方

二陈汤陈半苓草是也。

黄芩元参饮方

黄芩　元参各三分　麦冬五分

五苓汤去桂加车前瞿麦滑石方

白术　茯苓　泽泻　猪苓　车前子　瞿麦　滑石各三分

四君加陈皮汤方

人参五分　半夏　茯苓　陈皮各三分　炙甘草二分

白虎汤方

石膏一两　知母三分　甘草二分　糯米三分　竹叶五十片

益智覆盆汤方

益智仁　覆盆子　桂枝　乌药　当归　橘核　小茴香各三分　砂仁　甘草

波蔻仁 ^① 各二分

导赤饮方

生地黄　连翘　木通各三分　甘草一分

二陈加术汤方

半夏　陈皮　茯苓　白术各三分　甘草一分

半夏芫花汤

半夏三分　芫花（醋炒）三分，甚者加甘草一分

调胃承气汤

芒硝　大黄各三分　甘草一分

真武汤方

茯苓　白术　芍药　附子　生姜各三分　吐加半夏。

枳术瓜贝散方

枳实　白术　瓜蒌仁（去油）　贝母各三分

麻附甘草汤方

麻黄　附子　白术　人参　黄芪　生姜　桂枝　芍药　陈皮各三分　炙甘

草　砂仁各二分　大枣二枚

茯苓香附芍药甘草汤方

茯苓　香附　芍药各三分　甘草二分

四物加术苓汤方

熟地五分　当归　芍药　白术　茯苓各三分　川芎二分

四君香附丸方

人参五分　白术　茯苓　香附各三分　甘草二分

六君香附丸方

人参五分　白术　茯苓　半夏　陈皮　香附各三分　炙甘草二分

---

① 波蔻：即为白豆蔻。

痰饮咳嗽病药方

半夏茯苓散方

半夏　茯苓　干姜各五分　白术　橘皮　香附各三分　砂仁二分　竹沥一杯　点酒

二陈麻黄汤方

半夏　茯苓　陈皮　麻黄各三分　炙甘草二分

麻桂二陈加泽泻汤方

麻黄　桂枝　陈皮　半夏　茯苓　泽泻各三分　甘草一分

防己二陈加杏仁汤方

防己　半夏　茯苓　陈皮　杏仁各三分　甘草一分

六君加术汤方

白术一两　人参五分　茯苓　半夏　陈皮各三分　炙甘草二分

礞石丸加天麻方

青礞石（煅）一两　大黄　黄芩　天麻各八分　沉木香五分

十枣汤方

芫花（醋炒，熬）　甘遂　大戟各等分　大枣十枚

大青龙汤方

石膏一两　麻黄　桂枝　生姜　杏仁各三分　甘草一分　大枣二枚

小青龙汤方

麻黄　桂枝　芍药　干姜　半夏各三分　细辛　五味子　甘草各一分

木防己汤方

木防己　桂枝各三分　人参四分　石膏八分

木防己去石膏加茯苓芒硝汤方

上方加茯苓、芒硝各三分

泽泻汤方

泽泻五分　白术三分

厚朴大黄汤方

厚朴八分　大黄六分　枳实三分

葶苈大枣泻肺汤方

葶苈子三分　大枣十二枚

小半夏汤方

半夏　生姜各一两

己椒苈黄丸方

防己　椒目　葶苈　大黄各三分

小半夏加茯苓汤方

半夏　生姜各八分　茯苓六分

五苓散方

泽泻　猪苓　茯苓　白术各三分　桂枝二分

茯苓桂枝五味甘草汤方

茯苓　桂枝各三分　五味子　甘草各一分

茯苓五味甘草汤加干姜细辛方

前方去桂加干姜三分　细辛一分

苓甘五味姜辛半夏汤方

茯苓四分　半夏三分　干姜　甘草各二分　细辛　五味子各一分

茯甘五味姜辛半夏汤加杏仁木通方

上方加杏仁木通各三分

小青龙兼泻心汤方

干姜五分　半夏　麻黄　桂枝　芍药　黄芩　人参各三分　细辛　五味子
甘草　黄连各一分　大枣二枚

甘草甘遂汤方

甘草三分　甘遂三分

细辛半夏汤方

细辛二分　半夏五分

理中半夏茯苓汤方

人参　半夏　茯苓各五分　白术　干姜各三分　炙甘草一分

小半夏茯苓汤方

半夏八分　茯苓五分　生姜一两

枳桔二陈汤方

枳壳　桔梗　陈皮　半夏　茯苓各三分　炙甘草二分

四逆半夏汤方

附子　干姜　半夏　生姜各三分　炙甘草二分

小青龙汤方

麻黄　桂枝　芍药　半夏　干姜各三分　细辛　五味子　甘草各一分

六君加麻黄干姜汤方

人参五分　白术　茯苓　半夏　陈皮　麻黄　干姜各三分　炙甘草二分

二陈汤去半夏加杏仁贝母方

见肺痈篇。

二陈汤去半夏方

陈皮　茯苓各三分　甘草二分

苓桂术甘汤方

茯苓　桂枝　白术各三分　甘草一分

肾气丸方

熟地黄八分　山药　山茱萸各四分　茯苓　牡丹皮　泽泻　附子各三分　肉桂一分　炮姜五分　大枣四枚

甘遂半夏汤方

甘遂三分　半夏四分　山药三分　炙甘草二分　白蜜一两

麻黄二陈加术汤方

麻黄　陈皮　半夏　茯苓　白术各三分　炙甘草二分

苓甘五味加姜辛夏杏仁大黄汤方

见前方加大黄三分

消渴小便不利淋病药方

柴苓加芍药汤方

人参五分　柴胡　半夏　黄芩　白芍药　白术　茯苓　猪苓　泽泻　生姜各三分　甘草一分　大枣三枚

麻桂各半汤方

麻黄　桂枝　杏仁　芍药　生姜各二分　甘草一分　大枣二枚

清脾饮方

青皮　厚朴　柴胡　半夏　茯苓　黄芩　白术各三分　甘草一分　生姜　草果子

肾气丸方

见痰饮咳嗽篇。

五苓散方

见痰饮咳嗽篇。

文蛤散方

文蛤五分　为末，沸汤吞之。

凉膈散方

见胸痹心痛篇。

栝蒌瞿麦丸方

怀药　茯苓　附子　瞿麦各三分　瓜蒌根二分

蒲灰散方

蒲黄（烧灰）五分　滑石二分

滑石白鱼散方

滑石二分　乱发（烧）二分　白鱼二分

茯苓戎盐汤方

茯苓八分　白术　戎盐各二分

白虎加人参汤方

见痉湿暍篇。

猪苓汤方

猪苓　茯苓　泽泻　滑石　阿胶各三分

水气病药方

桂枝汤方

见痉湿暍篇。

麻黄生姜三苓汤方

麻黄　生姜　茯苓　桂枝　泽泻各三分

六君汤去半夏加附子车前子方

人参五分　白术　车前子　茯苓　附子　陈皮　生姜各三分　炙甘草二分
大枣二枚

四苓汤方

白术　茯苓　猪苓　泽泻各三分

真武茵陈桂枝汤方

茯苓　白术　芍药　附子　生姜　茵陈蒿　桂枝各三分　甘草二分

五苓汤方

桂枝　白术　茯苓　猪苓　泽泻各三分

桂枝加茯苓汤方

桂枝汤方加茯苓三分

桂枝二麻黄一加猪苓汤方

桂枝　芍药各三分　麻黄　杏仁各五分　甘草二分　生姜　猪苓各三分　大枣三枚

小青龙汤方

见痰饮咳嗽篇。

越婢加术汤方

麻黄六分　石膏一两　甘草二分　大枣三枚　生姜　白术各三分

二陈去半夏加附子汤方

陈皮　茯苓　附子各三分　甘草二分

元麦术苓汤方

麦冬五分　元参　白术　茯苓各三分

黄芪防己茯苓甘术汤方

黄芪　防己　茯苓　白术各三分　甘草一分

木通防己二苓汤方

木通　防己　茯苓　猪苓各三分

巴豆牵牛汤方

巴豆（去油）三粒　牵牛三分

四苓加车前汤方

白术　茯苓　猪苓　泽泻　车前子各三分

附桂八味汤方

附子　桂枝　牡丹皮　山药　茯苓　泽泻　山茱萸各三分　熟地黄五分
加生姜、大枣引。

清心石莲丸方

石莲　茯苓　车前　连翘　芍药各五分　银花　甘草各三分

小半夏加附子汤方

半夏　生姜各五分　附子三分

麻桂四苓汤方

麻黄　桂枝　白术　茯苓　猪苓　泽泻各三分

六一散方

滑石六分　甘草一分　共研末开水吞下。

麻桂各半汤加黄芪方

方见消渴中加黄芪三分

八珍汤加车前子方

人参五分　白术　茯苓　当归　芍药　川芎各三分　熟地五分　炙甘草二分
车前子三分

附子汤方

附子　茯苓　人参　白术　干姜各三分　大枣二枚

附子甘草汤方

附子三分　甘草二分

瓜贝二陈加丁香汤方

瓜蒌仁（去油）　贝母　半夏　陈皮　茯苓各三分　炙甘草　公丁香各二分

苏子降气汤方

白苏子　陈皮　半夏　当归　前胡　厚朴　生姜各三分　肉桂（去皮）　甘草各三分

防己黄芪汤方

黄芪五分　防己　白术各三分　甘草一分

防己黄芪汤加芍药方

即上方加芍药三分

越婢汤方

麻黄六分　石膏八分　生姜三分　甘草二分　大枣二枚

防己茯苓汤方

防己　黄芪　桂枝各三分　茯苓六分　甘草二分

越婢加术汤方

见前方加白术四分

甘草麻黄汤方

甘草二分　麻黄四分

麻黄附子汤方

麻黄　附子各三分　甘草二分

杏仁汤方

杏仁五分（去皮，尖）　煎汤服。

蒲灰散方

蒲黄（烧灰）七分　滑石三分

芪芍桂酒汤方

黄芪五分　芍药六分　桂枝　苦酒兑服，服后心烦。

黄芪建中加当归汤方

黄芪五分　芍药六分　桂枝　生姜各三分　炙甘草二分　大枣四枚　饴糖四两

当归三分

清肺解毒汤方

桔梗　连翘　牛蒡子　当归　生地　芍药　防风各三分　炒栀子三分　桑白皮五分　薄荷　荆芥　甘草　银花各二分

桂枝加黄芪汤方

桂枝汤原方加黄芪五分

附桂黄芪芍药甘草汤方

附子　芍药各三分　黄芪五分　肉桂　甘草各二分

桂枝去芍药加麻黄细辛附子汤方

桂枝　生姜各三分　细辛　甘草各二分　麻黄　附子各三分　大枣三枚

枳术汤方

枳实三分　白术二分

黄疸病药方

茵陈蒿汤方

茵陈蒿六分　大黄　栀子各三分

茵陈附桂汤方

茵陈蒿　附子各三分　肉桂二分

二陈栀子豉汤方

陈皮　半夏　茯苓　栀子　淡豆豉各三分　甘草二分

解肌四苓汤方

石膏八分　羌活　白芷　黄芩　桔梗　茯苓　猪苓　泽泻　白术　芍药各三分　甘草一分

理中加枳术汤

人参　白术各五分　枳实　干姜各三分　甘草二分

黄芪建中加人参白术茯苓车前子方

黄芪　芍药　人参各五分　桂枝　白术　茯苓　车前子各三分　大枣五枚　饴糖一两　生姜

大柴胡汤方

大黄　枳实　黄芩　半夏　芍药各三分　草果　生姜　竹叶

凉膈散方

见腹满寒疝篇。

清心石莲饮方

石莲子五分　茯苓　车前子　连翘　芍药　金银花各三分　甘草二分

茵陈连须汤方

茵陈　连须各三分

四苓加芍药汤方

白术　茯苓　猪苓　泽泻　芍药各三分

麻黄汤方

麻黄　桂枝　杏仁各三分　甘草一分

术苓厚朴甘草汤方

白术　茯苓　厚朴各三分　甘草二分

消石矾石散方

消石（熬黄）　矾石烧各等分　大麦粥汁和服。

栀子大黄汤方

炒栀子　枳实　香豉各三分　大黄二分

桂枝加黄芪汤方

见痉湿暍篇加黄芪五分

猪膏发煎方

猪膏八分　乱发三分　煎服。

茵陈五苓散方

茵陈蒿五分　桂枝　白术　茯苓　猪苓　泽泻各三分

大黄硝石汤方

大黄　硝石　黄柏　栀子各三分

小半夏汤方

半夏　生姜各一两

小柴胡汤方

人参　柴胡各五分　半夏　黄芩　生姜各三分　甘草一分　大枣二枚

虚劳小建中汤

芍药六分　桂枝　生姜各三分　炙甘草二分　大枣六枚　饴糖一两

惊悸吐衄下血胸满瘀血病药方

柴桂加黄连汤方

小柴胡汤桂枝汤二方加黄连二分

归脾汤加黑荆芥方

见五脏风寒篇，加黑荆芥二分

郁金逍遥散方

郁金　当归　芍药　柴胡　茯苓　白术　生姜　牡丹皮　栀子各三分　薄荷　甘草各一分

百合归脾汤方

归脾汤原方加百合一两

真武加芍药汤方

芍药六分　茯苓　白术　附子各三分　生姜五分

通窍活血汤方

见痉湿暍篇。

桃仁承气加元胡索汤

桃仁桂枝　大黄　芒硝　元胡各三分　甘草二分

桂枝去芍药加蜀漆牡蛎龙骨救逆汤方

桂枝　生姜　蜀漆（洗，去腥）各三分　炙甘草二分　牡蛎五分　龙骨四分　大枣三枚

半夏麻黄丸

半夏　麻黄各等分

柏叶汤方

柏叶（醋炒）　干姜　艾各三分，加马通汁

黄土汤方

地黄　白术　甘草　附子　阿胶　黄芩各三分　灶中黄土（澄水）一两

赤小豆当归散方

见百合狐惑篇。

泻心汤方

黄连　黄芩各一分　大黄二分

呕吐哕下利病药方

半夏茯苓青皮汤方

半夏　生姜各五分　茯苓四分　青皮三分

四苓半夏陈皮汤方

白术　茯苓　猪苓　泽泻　半夏　陈皮各三分

六君汤方

人参五分　白术　茯苓　半夏　陈皮各三分　炙甘草二分

小半夏加厚朴黄芩汤方

半夏　生姜各五分　厚朴三分　黄芩二分

理中汤方

人参五分　白术　炙甘草　黑姜各三分

桂附二陈加吴茱萸汤方

附子　半夏　茯苓　橘皮各三分　肉桂　炙甘草　吴茱萸各二分

香砂二陈汤方

香附　茯苓　半夏　陈皮各三分　炙甘草　砂仁各二分

吴茱萸汤方

吴茱萸二分　人参五分　生姜六分　大枣

半夏泻心汤方

半夏五分　人参　干姜　甘草　黄芩各三分　黄连一分　大枣二枚

黄芩加半夏生姜汤方

黄芩　生姜　半夏各三分　芍药　甘草各二分　大枣二枚

小半夏汤方

半夏　生姜各一两

猪苓散方

猪苓　茯苓　白术各等分

四逆汤方

干姜　附子各五分　炙甘草二分

小柴胡汤方

见前黄疸

大半夏汤方

半夏八分　人参三分　白蜜一两

大黄甘草汤方

大黄四分　甘草一分

茯苓泽泻汤方

茯苓八分　泽泻　生姜各四分　桂枝　甘草各二分　白术三分

文蛤汤方

麻黄　杏仁　生姜各三分　石膏　文蛤各五分　甘草二分　大枣三枚

半夏干姜散方

半夏　干姜各等分

生姜半夏汤方

生姜二两　半夏一两

橘皮汤方

橘皮四分　生姜八分

橘皮竹茹汤方

橘皮　竹茹各四分　大枣十枚　生姜八分　甘草五分　人参一分

回阳桂附汤方

六君汤加附子五分　肉桂三分　五味一分

栀柏散方

黄柏一分　栀子　半夏　茯苓　柴胡　连翘　生姜各三分　麦冬五分　葛根四分　薄荷　川芎各二分　甘草一分

真武汤加肉桂豆蔻方

茯苓　白术　芍药　附子　生姜各三分　肉桂　肉豆蔻（去油）各二分

香砂平胃加芍药藿香汤方

砂仁　藿香　甘草各二分　香附　陈皮　厚朴　芍药　苍术各三分

柴平汤方

小柴胡平胃散二方合用。

胃苓汤方

白术　厚朴　陈皮　茯苓　猪苓　泽泻各三分　甘草一分

调胃承气汤方

芒硝　大黄各三分　甘草二分

芍药甘草当归汤方

芍药四分　甘草二分　当归三分

真武加陈皮汤方

真武汤加陈皮三分

四逆汤方

干姜　附子各三分　炙甘草二分

桂枝汤方

见痉湿暍篇。

大承气汤方

大黄　芒硝　厚朴　枳实各三分

小承气汤方

厚朴　枳实　大黄各三分

桃花汤方

赤石脂五分　干姜二分　糯米三分

白头翁汤方

白头翁三分　黄连　黄柏　秦皮各二分

栀子豉汤方

炒栀子三分　香豉五分

通脉四逆汤方

附子　干姜各三分　甘草二分　通脉见伤寒篇。

紫参汤方

丹参五分　甘草二分

诃黎勒散方

诃黎勒十枚为散粥饮和顿服。

疮痈肠痈浸淫病药方

天丁归芎黄芪散方

天丁五个　当归四分　川芎三分　黄芪五分

薏苡附子败酱散方

薏苡仁十分　附子二分　败酱五分

桂平加苓汤方

桂枝　芍药　生姜　陈皮　厚朴　茯苓各三分　苍术　甘草各二分　大枣二枚

大黄牡丹汤方

大黄四分　牡丹皮　桃仁　冬瓜仁　芒硝各三分

王不留行散方

王不留行八月八日采十分　桑东南根白皮 三月三日采十分　蒴藋细叶七月七日采十
分　甘草一十八分　黄芩二分　川椒三分　厚朴　干姜　芍药各二分

右九味王不留行、蒴藋、桑皮三味，烧灰存性。合治之为散，小疮即粉
之，大疮但服之，产后亦可服。

排脓散方

枳实十六枚　芍药六分　桔梗二分　共研末取鸡子黄一枚同药和揉，相得服
之，日一服。

黄连粉方

黄连二分　松花粉三分　白芷三分　共研末，服、搽俱可。

排脓汤方

甘草二分　桔梗二分　生姜一分　大枣十枚

跌蹶手指臂肿转筋阴狐疝蛔虫病药方

藜芦甘草汤方

藜芦三分　甘草二分

鸡屎白散方

鸡屎白、酒药、葱白三味共捣之敷肾囊之下或足心，亦可其筋即不转矣。

蜘蛛散方

蜘蛛（熬焦）十四枚　桂枝五分　饮和服，或蜜丸亦可。

甘草粉蜜汤方

甘草二分　白粉一分　白蜜四分

乌梅丸方

乌梅三百枚　干姜十两　黄连四两　当归　川椒　细辛　附子（炮）　桂枝　人参　黄柏各六两

妇人妊娠病药方

桂枝汤方

桂枝　芍药　生姜各三分　炙甘草二分　大枣三枚

归芎汤加艾叶黑荆芥方

当归五分　川芎三分　艾叶　黑荆芥各二分

桂枝茯苓丸方

桂枝　茯苓　牡丹皮　桃仁　芍药各等分

附子汤方

附子　茯苓　人参　干姜各二分　白术四分　大枣三枚

胶艾汤方

阿胶　甘草各三分　艾叶　当归各三分　芍药四分　熟地六分　川芎二分

当归芍药散方

当归　川芎各三分　芍药八分　茯苓八分　白术各四分　泽泻三分

干姜人参半夏丸方

干姜　人参各一分　半夏二分

当归贝母苦参丸方

当归　贝母　苦参各四分

葵子茯苓散方

葵子　茯苓各三分

当归散方

当归　芍药　川芎　黄芩　白术各三分

白术散方

白术四分　川芎三分　川椒（出汗）一分　牡蛎四分

肾气丸加归芎汤方

熟地八分　山药四分　牡丹皮　茯苓　泽泻　山茱萸　附子　当归　川芎各三分
肉桂二分

妇人产后病药方

归芎加官桂方

当归五分　川芎　官桂各三分

四物汤加人参黑荆芥黑姜方

地黄五分　当归　芍药　川芎　人参各三分　黑荆芥　黑姜各二分

六味汤加柏子仁松子仁枸杞方

熟地六分　牡丹皮　山茱萸　茯苓　泽泻　柏子仁（去油）各五分　山药
松子仁　枸杞各五分

小柴胡汤方

柴胡　人参各五分　黄芩　半夏　生姜各三分　甘草二分　大枣二枚

大承气汤方

大黄　芒硝　枳实　厚朴各三分

当归生姜羊肉汤方

当归一两　生姜二两　羊肉半斤

枳实芍药散方

枳实（炒）　芍药各等分

下瘀血汤方

大黄三分　桃仁三十枚　蟅虫（去足，熬）二十枚

桃仁承气汤方

甘草二分　桃仁　大黄　芒硝　桂枝各三分

阳旦汤方

桂枝四钱　附子　芍药　生姜各三钱　炙甘草二钱　大枣四枚

竹叶汤方

竹叶百片　葛根三分　防风　桔梗　桂枝　炙甘草　人参各一分　附子三分　生姜五分　大枣五枚

竹皮大丸方

竹茹　桂枝各二分　石膏五分　甘草　白薇各三分

白头翁加甘草阿胶汤方

白头翁　秦皮　甘草　阿胶各二分　黄连　黄柏各三分

妇人杂病药方

小柴胡汤方

柴胡　人参各五分　黄芩　半夏　生姜各三分　甘草二分　大枣二枚

柴胡四苓加芍药汤方

人参五分　柴胡　半夏　黄芩　白术　茯苓　猪苓　泽泻　生姜　芍药各三分　甘草二分　大枣二枚

大柴胡汤方

柴胡　大黄　枳实　黄芩　半夏　白芍　生姜各三分　草果一分

凉膈散方

见黄疸篇。

半夏厚朴汤方

半夏八分　厚朴二分　茯苓四分　生姜五分　苏叶二分

甘麦大枣汤方

甘草三分　小麦五分　大枣十枚

小青龙汤方

见肺痈篇。

泻心汤方

黄连二分　大黄　黄芩各一分

调经汤方

吴茱萸三分　当归　川芎　芍药　桂枝　人参　阿胶　生姜　牡丹皮　甘草各二分
半夏三分　麦冬五分

土瓜根散方

土瓜根　芍药　桂枝　䗪虫各三分

旋覆花汤方

旋覆花三分　葱白十四茎　新绛少许

胶姜汤方

阿胶三分　黑姜　黑荆芥各二分　当归　芍药　人参　白术　川芎　茯苓四分
熟地　黄芪各五分

大黄甘遂汤方

大黄四分　甘遂　阿胶各二分

抵当汤方

水蛭　虻虫　桃仁各三十个　大黄三分

矾石丸方：

矾石（烧）三分　杏仁一分

红蓝花酒方①

红蓝花（浸烧，酒服）

---

① 红蓝花酒方：此方疑非仲景方。

当归芍药散方

见妊娠篇小建中汤方。

芍药六分　桂枝　生姜各三分　炙甘草二分　大枣二枚　饴糖一两

肾气丸方

见痰饮咳嗽篇。

蛇床子散方

蛇床子为末以白粉少许和之，如枣大，绵裹入阴中，自然温。

狼牙汤方

狼牙三分　煎水以绵缠筋如茧，浸汤沥阴中，日四遍，若无狼牙，以狼毒代之。

膏发煎方

猪油乱发煎之，发消药成，分再服，病从小便出。

备考

水蛭　产于江南淮河之中，头扁，腹黄，身黑，有短须，形似蚂蟥。

虻虫　夏五月在树梢上唧唧鸣者，俗呼曰蝉，去翅可用。

乌鳢　非是鳢鱼，俗名曰蝌蚪，能养阴解毒，升精润肠。

鼠妇　非母老鼠，是水中一虫，形略似鼠，身青绿，色微灰，有翅，有足，不能飞，身圆，头小，大只五分。

䗪虫　即柳树、桑树中之虫是也。

赤消　即隔山消也，色赤者佳。

白薇　形如百合又似黄精，多生山中干燥之地，叶细而长有尺余，花开黄白微紫，分四瓣，又似水仙花，为本草。

豆黄卷　即蚕豆上之黄卷，俗名豆隔蒂。

蛴螬　即蚯蚓也。制法：取得之时用清水养之八九日，以麦曲喂食之令其吐出污泥，每日换水一二次，至九日后用酒泡之，至夜露之，如此七日可用。其性极，养阴退热，又能生血通治，能解血分诸毒。

白及　补肺，消肿，排脓。肺痈肺烂者能治。兼治一切痈疽，以此药细嚼敷之，生肌拔毒之妙药也，又能接骨。内服须制，外用可生，其味苦甘，本属清凉，寒证不宜。制后寒热俱可用之。制法：用生姜同煮至烂，滤去渣后和砂仁、橘皮熬之成膏。

皂荚　牙皂之外荚也，去其黑皮用酒洗之。

泽漆　即蜀漆也。泽漆是本名，产于四川，呼蜀漆。干者，名干漆。

紫参　即丹参也。

蒲灰　即蒲黄烧灰也。

新绛　产于江南一带，其叶如猴头，其茎黄色花分五瓣，其色紫蓝，其味微甘，善平肝气益脾补胃。不识者多。

戎盐　多产于潮州乃海盐之类。由地扫回，不成砖者为戎盐。

诃黎勒　即诃子也，去油成末可用。

败酱　多生于土墙及瓦屋上，俗名苦浆。

王不留行　俗名鸡冠花。非《本草》上之鸡冠花。此花开红色，分瓣，花内有蕊，色黄，蕊上有紫红小珠，此蕊形如帽花，此树至高五六尺，有枝干，叶分六方，叶有细毛，此花多开春夏，花谢后有果，分瓣形如帽结，大用其根。

蒴藋细叶　乃草本也，多生池塘边，叶细如韭，无花有果。果即花也，形如谷精草之果略大，先有白细花，后结黑果如奉。

狼牙　乃木本也。此树高不过三五尺，叶圆分三瓣，青绿色花如柿花，黄色无果，根下有白苗，如狼之牙齿，故名曰狼牙。

红蓝花　此花开曰在元旦，俗曰元旦蓝，其性最能调经养血。若室女，血不至及血虚者服之可至。

青洋参　味苦微甘，生津补诸虚，走四肢强筋骨，补腰肾，理伏风，微发汗，止盗汗，理肺，平肝，健脾。有微毒，以生姜同煎能解其毒。有真寒者，不宜多用。因其味微苦生津液也。

雪茶　味苦，清肺，生津，止咳。能杀寸白小虫，止喉痛，消肿拔毒。

新增汤头方歌

芍药汤歌

芍药人参术桂姜，甘草防风柴苓藏。

发热恶寒脉浮弱，阴阳调气此方强。

柴胡白术汤歌

柴胡白术人参苓，半夏姜枣甘草苓。

桂枝芍药并同用，往来寒热治疟疹。

调胃二陈汤歌

调胃二陈夏朴苓，姜曲陈皮香砂仁。

白术黄芩同芍药，甘草葛根服之清。

青蒿香薷草汤歌

青蒿香薷与车前，柴苓泽泻苍术兼。

时行暑气与潮湿，发黄汗出总能痊。

麦味知母汤方

柴胡知母参麦味，薄荷竹叶糯米倍。

再加石膏同煎汤，二阳发热汗出退。

牡蛎汤歌

牡蛎桂枝甘芍药，姜枣黄芪麦冬味。

汗出口渴寒热者，服之生津热能退。

附子汤歌

附子干姜大枣甘，白术茯苓人参加。

阳弱阴胜四逆者，此方服之能复阳。

麻黄杏仁汤歌

麻黄杏仁姜枣藏，芍药陈皮五味加。

甘草夏苓同煎服，伤寒咳喘此方良。

清肺解毒汤歌

清肺解毒桔连翘，银花牛蒡甘草梢。

栀仁桑白归芍地，荆芥薄荷肺热疗。

桔梗清肺汤歌

桔梗清肺膏黄芩，人参麦冬竹叶临。

生姜薄荷同煎服，外感渴水喉痛清。

丁香小茴散歌

丁香小茴香附甘，乌药橘核厚朴姜。

黄芪吴萸兼官桂，荔枝核与青木香。

奔豚腹痛与疝气，气虚下陷此方康。

归芍汤方

归芍柴术同甘草，人参半夏苓姜枣。

少阳血虚时自发，汗出微寒服之好。

益智覆盆汤歌

益智覆盆汤小茴，砂仁草蔻桂枝培。

台乌当归与橘核，小肠冷气可回春。

麻附甘草汤歌

麻附甘草术参芪，姜枣桂枝芍陈皮。

砂仁加入同煎服，阳虚中隔此方奇。

半夏茯苓散歌

半夏茯苓术陈皮，香砂干姜与竹沥。

呕吐涎末胃有寒，点酒煎服寒自驱。

麻黄生姜三苓汤歌

麻黄生姜三苓汤，桂枝泽泻茯苓加。

恶寒发热汗自出，小便难分此方强。

清心石莲丸歌

清心石莲苓车前，连翘芍草银花兼。

清心利水并解毒，少阳有热可能痊。

栀柏散歌

栀柏散中麦门冬，半夏茯苓柴葛芎。

甘草姜翘薄荷与，口渴咳发热能攻。

附：

大麻风证治方

仲景先师曰大麻风证因其所受之毒，非寻常也，宜用异药治之。

黑蛇（去须）、麝香、蜈蚣、斑蝥、水蛭同泡酒，七日后用。

生地、川芎、黄芪、白芷、石斛、当归、桃仁、人参、牡丹皮同泡酒，五日去渣，每早服酒二钱，勿服多，半月后其病疗矣。

药王赐大麻风证方

蜈蚣、水蛭、斑蝥、制川乌同泡酒，七日去药，露酒七日，后用生地、牡丹皮、黄芪、白芷各一两，同泡药酒内，三日去渣。临时服时加入寸蛇末五分，麝香三厘，外用黄柏、栀子、木鳖子、牡丹皮、菊花叶、白芷等味研末以蓖麻子油拌搽。

仲景先师赐青光瞎眼病治法

青光不见者是肾气闭也，服药无效当以针刺之，刺其尾闾三针，用麝香一厘以姜艾灸之，再刺脊骨第十二节上一针，次刺玉枕二针，后服肾气丸以开其肾气，肾气开目自明矣！

卒病论卷五

仲景先师卒病论叙

卒病论一书，近世业岐黄者，恒鲜所批见。盖自唐宋而远，历代明医所著医书汗牛充栋，深者见深，浅者见浅，能升堂入室而抉其精微久矣稀如星凰。盖前于己巳春叩请先师临增，始将伤寒金匮详加校正。法备方缺者悉为补全，使学者有所遵循。迄今戊寅之秋，历十寒暑，斯时也，三阳开泰，造化将屈收圆。仲景先师奉瑶池金母旨命，将此卒病篇阐出以昭垂万世。合之《伤寒论》《金匮玉函要略》足称《仲景大全书》，夫是书何以名卒病论者？卒者，终也。所论人自成形而后以至于终老所有病证皆可按方以治之。是书出版足为医界之指南针，不致误入歧途，将见世界人民同登仁寿之域，其有功于天下后世。岂浅鲜哉？是为叙！

民国二十七年岁次戊寅十月

后学弟子余道善性初氏叙于妙香纯楼

仲景先师卒病论卷上

妙香佛国纯楼阐着

心论　手少阴

心者，君主之官，神明出焉。藏神，舌之本也，血之生也，思虑之所出也。属火生土而克金，欲养心宜先固脾，欲灭火宜先生水，与小肠相表里。《内经》云：心与膻中相表里。膻中者，为气化之脏也。居心之下脾之上有一宫焉，如气海状。心包络者即心脏外包之油膜也。

心之脉络，自手大指起，自鱼际走肘节上肩绕喉，至人中通玉枕，下绕夹脊通两乳下终，于丹田而复上绕于唇舌。

养心方：琥珀、辰砂、白蜡、远志。四味为末，置于猪心内，干炖隔水，为补心血之妙剂，连服数次为愈。

心病，神不守舍，梦魂颠倒，如有魔来侵犯。恐惧，语言错乱，似有鬼在侧状者，磁朱正心丸主之。刺其鬼哭穴一针。

磁朱正心丸方：磁石、辰砂、茯苓、远志、北五味、枣仁、芍药、当归、甘草。

心病，心虚，胆冲肝旺。心中时发怔忡，脉洪而弦，舌苔淡红，欲饮水，得水则呕，心火甚盛，归脾肝气汤主之。刺其少商穴，一针则肝自平，心不虚也。

归脾肝气汤方：人参、熟地、当归、川芎、柏子仁、芍药、青皮、茯苓、甘草、元眼、龙胆草、伏龙肝。

伤寒、谵语、大渴、饮冷水、狂呼直奔，脉沉数者，以黄连泻心汤兼大承气汤下之。速刺其左手次指及大指第二节各一针。

黄连泻心汤兼大承气汤方：黄连、黄芩、人参、甘草、半夏、生姜、大枣、大黄、芒硝、枳实、厚朴。

心血不固，脾不统血，大便下血不止者，连贴烧散主之。

方：芒硝、乳香、百草霜、地榆（醋炒枯），四味研末，置于猪连贴内，烧之后用新瓦上焙枯，研末服之。神效！此方能止血兼敛肺气，气喘者亦可治。

心血不固火气上逆鼻衄者，阿胶栀附丸主之。

方：阿胶（炒珠）、栀子（醋炒）、附子、故纸（煮熟）。

止衄药方：玄参、人参、茯神、阿胶（炒珠）、贝母、蕲艾、橘皮、栀子、血藤、黑姜、当归、黄芪、白术、黑荆芥，点酒服。

血痰积心者，是气虚而血不行也，血不行即变为痰。心神虚弱，痰闭其窍即成疯癫。其症有三：一曰，疯癫；二曰，羊耳；三曰，母猪疯。癫者，因恐惧而成，或因悲伤而成，或因喜欢太过而成。因恐惧而成者，心神伤也，宜用磁朱丸正之；因悲伤而成者，宜以其悲伤何事以言安慰之，用养荣丸治之；因喜欢太过而成者，取蛇一条置于不明之罐内，令其人视之，曰，内有一稀奇之物云云。俟患者来视之时，即将蛇倒出来，令其大恐大惧，则其病愈矣，或设法而急之亦可治也；羊耳疯者，心窍闭也，有痰闭焉？有气滞血焉？痰闭者，则其人口中流沫，气滞血者则四肢蹬，宜用化痰通血补气之品以逐脉通散治之。母猪疯，与羊耳疯略有分别，声尖者为羊耳疯，声大而低者为母猪疯，治方同用逐脉通散。但母猪疯者再用舍利丸治之，羊耳疯者再用香芦通苍散治之。

磁朱丸方：磁石（火煅醋淬数次）、辰砂、建神曲。

养荣丸方：白术、茯苓、甘草、当归、熟地、芍药、橘皮、远志、黄芪、桂枝、五味子、生姜、大枣。

逐脉通散方：人参、白术、茯苓、半夏、橘皮、当归、川芎、芍药、熟地黄、桔梗、远志、玄胡、菖蒲、细辛、五味子、竹沥。

舍利丸方：人参、白术、辰砂、琥珀、远志、茯苓、僵蚕、金箔、铁落、芡实、附子、姜汁、法半夏、钩藤，此丸兼治急慢惊风，一切疯症。

香芦通苍散方：木香、芦荟、芍药、熟地、白附子、黄连、黄芩、半夏、茯神、甘草、元眼、柏子仁。

羊耳疯寒痰积者，初由痰火积聚心肾两经，不得运化，积久成寒。宜用温肾、补心、燥痰、化风之品以治之。

方：明党参、茯苓、半夏、制川乌、僵蚕、北细辛、全蝎、辰砂、远志。

又方用：归脾养心汤加半夏、全蝎。

心病呕吐血，有紫色成块者，用乌龙散治之；若吐清血汁不成块者死。

方：海螵蛸、制川乌、龙骨、黑姜、人参、白术、三七、阿胶、故纸、象牙、黑荆芥。

妇人血崩漏下者，鱼胶汤治之，乌龙散亦治之。

鱼胶汤方：鱼鳔、阿胶，二味俱用糯米面炒成珠。

血积在腹，时自疼痛者，血府逐瘀汤治之。

方：当归、赤芍、川芎、桃仁、红花、黑姜、地榆、黄芩、血藤、苏木、蒲黄、芦荟。

血气干枯将成劳热者，补中四物汤主之。

方：人参、白术、黄芪、柴胡、升麻、当归、橘皮、甘草、熟地黄、川芎、芍药。

心冷，其人振振恶寒，手足厥逆，心中恐惧，自悲自哭不止，大呼身冷心寒，脉沉迟者，用温阳八逆散治之。灸其丹田、夹脊各三壮，其寒自消阳自复矣。

方：柴胡、芍药、枳实、甘草、附子、干姜。

伤寒有病，至少阴将入厥阴，舌大，语言不明，目直视者，速用桂附苓术散治之。灸其玉枕，人中、百会各一壮，刺尾闾一针。又灸阴会一二壮，其阳自还矣。

桂附苓术散方：肉桂、附子、茯苓、白术。

肝论　足厥阴

肝属木，旺于春，与胆相表里。开窍于目，藏血，藏魂，主筋，为水之生也，金之克也。若欲平肝，先升肾水；若欲补肝，先健其脾而木自畅矣。

肝之脉起于足大指丛毛之际，上足跗循股内过阴器小抵腹属肝络胆，挟胃贯膈循喉咙上过目系与督脉会于巅顶。

肝病，反胃呕吐，气逆，胸痛者，青元饮主之。

方：青皮、元参、厚朴、香附、半夏、橘皮、茯苓、吴茱萸、丁香、生姜。

肝病怒气成痹，胸中饱胀，头痛，痛极则呕，呕则痛减者，郁半吴茱萸汤主之。

方：郁金、半夏、吴茱萸。

肝气逆而气血郁结者，腹中时作块痛，按之更痛，或衄或大便下血，脉洪而涩者，用犀角地黄汤加五味香附治之。

方：犀角、地黄、芍药、牡丹皮、五味子、香附。

肝病，肝旺不得眠，神魂恍惚，口干眼枯者，青元饮治之。见前。

伤寒，厥阴肝燥者，用小柴胡汤加青皮、白芍、羚羊角、玄麦清之。

方：人参、柴胡、半夏、黄芩、甘草、羚羊角、青皮、芍药、玄参、麦冬、生姜、大枣。

肝病欲厥，四肢冷，舌黑燥起芒刺，大渴，饮冷水，水入则吐，复欲饮更吐者，乌梅桂附丸主之。速灸肝俞、肾俞各三壮，阳可复也。

方：乌梅、肉桂、附子。

肝旺，针刺两足踝外，微出血者愈。

木旺气郁成瘅，灸中膻、中脘各一二壮。

肝虚胆枯，坐卧不宁，周身酸麻而痛，四肢无力，时作怒气者，宜用阴八味汤治之。刺左腮之中一针，次指一节离甲三分一针。

方：熟地、牡丹皮、枣皮、怀药、茯苓、泽泻、知母、黄柏。

脾论　足太阴

脾者，土也，旺于四季。统血主肌肉，为万物之母，开窍于唇，与胃相表里，俗呼连贴。《内经》云：脾胃为仓廪之官，脾与胃相近故耳，胰子为助脾一佐使。食物得胰子汁洗涤，则津液滋胃，脾强则水谷俱化，弱则停于胃中。水谷消化则津精上升，布达诸脉，营养周身肌肉，则神足而人舒畅矣。

脾脉在两肋，上达两肩，下通两足，横绕于脐，交汇于中丹田。

脾弱肝旺。胃积宿食，久不消化作胃痛，饱胀时作饱噎，欲吐不得，欲泻不得者，用香砂异功汤加芍药、莱菔子、大腹皮治之。宜温中脘三壮即愈。

方：人参、白术、茯苓、甘草、橘皮、香附、砂仁、芍药、莱菔子、大腹皮。

脾病，肠崩血痢，瘀血成块而下，大渴饮水，舌苔紫红，脉沉数而尺部有力者，用桃仁承气汤加芦荟治之，速当针刺期门。若四肢逆冷，唇白舌青而发冷，脉沉细而迟者，宜温经燥脾，以附子盛阳汤治之。温灸足底及期门二三壮。

桃仁承气汤加芦荟汤方：桃仁、甘草、芒硝、大黄、芦荟、桂枝。

附子盛阳汤方：人参、白术、芍药、干姜、建莲米、芡实、故纸、龙骨、肉桂、附子、怀药、木香。

脾湿，水肿，小便不利，舌白厚腻，少腹胀满而恶寒发热者，宜用桂枝五苓散。兼热者，用清脾饮；兼寒者，用温脾散；外感重者，用小青龙汤；内伤饮食者，用苓桂术甘汤加香砂汤。

桂枝五苓散方：桂枝、芍药、甘草、生姜、大枣、白术、肉桂、茯苓、猪苓、泽泻。

清脾饮方：青皮、厚朴、柴胡、黄芩、半夏、甘草、茯苓、白术、草果子、生姜。

温脾散方：人参、白术、附子、肉桂、茯苓、吴茱萸、芡实、芍药、当归、炙甘草、蔻仁、丁香、益智仁、怀药、砂仁、大枣。

小青龙汤方：麻黄、桂枝、细辛、五味子、半夏、芍药、干姜、甘草。

苓桂术甘汤加香砂汤方：茯苓、桂枝、白术、甘草、香附、砂仁。

脾病，久泻久痢，大腹胀满，四肢俱肿者，脾弱气虚也，以苓术固脾汤治之，温灸上脘及下丹田各二三壮。

方：茯苓、焦术、扁豆、橘皮、赤石脂、禹余粮、芍药、故纸、附子、枣皮、怀药、肉桂、肉豆蔻（去油）。

上方兼治五更肾泻。

脾受湿而胆汁分散发黄疸者，热，用茵陈蒿汤治之；寒，用六君五苓汤治之；虚，清瘟益气汤治之。

茵陈蒿汤方：茵陈蒿、栀子、大黄。

六君五苓汤方：人参、白术、苍术、茯苓、半夏、橘皮、桂枝、猪苓、泽泻、甘草。

清瘟益气汤方：人参、黄芪、苍术、白术、青皮、橘皮、当归、麦冬、五味、神曲、葛根、黄柏、升麻、泽泻、甘草、生姜、大枣。

治黄疸症奇方：猪肝、白酒汁、芫荽、乌梅。

上四味生嚼，吃数十次，其黄自消矣。

脾弱，虫上如肝，呕吐，发肿，两目干胀，四肢冷肿胀，满肠痛，用乌梅丸治之，则其虫化，其病愈矣。

方：乌梅、人参、白术、当归、附子、桂枝、黄柏、细辛、黄连、干姜、槟榔、花椒。

肺论　手太阴

肺者，属辛金，开窍于鼻，呼吸之要道，达于皮毛，主气，为手太阴之阳也，与大肠相表里。

肺脉起于无名指，终于夹脊肾俞，由喉直上百会，循后脑绕肩，通两胁中丹田。

肺燥者，浮游之火也；肺寒者，水饮之积也。肺虚者，气弱痰滞也；肺实者，肠胃之火盛而上炎也；肺表者，外感受于皮毛也；肺里者，喘咳呕利痰火也。

肺虚者，呀咳日久，面皮黄白，右脉浮空，痰难上升，久则成肺痨等证，用保肺再造散治之。

方：人参、白术、枳壳、桔梗、郁李仁、款冬花、贝母、半夏、瓜蒌仁、白及、藕节、竹茹。

肺实者，渴，饮水，鼻干舌燥，肛门紧胀，肠胃之火盛上炎宜用玄参白虎汤治之。针其虎口一二次。

方：玄参、麦冬、石膏、知母、甘草、糯米。

肺寒者，水饮积于肺颈时，自喘咳呕吐清涎，胁中牵痛，脉浮而短涩，舌苔滑白，宜用二陈加细辛五味汤；寒甚者，加桂枝附子。宜灸其肺椎二壮，上膻一壮，此穴在喉下一寸三分。

方：半夏、茯苓、橘皮、甘草、细辛、五味。

肺热者，喉中干痛，头眩，鼻炎，咳出痰稠而黄，宜用二母甘桔汤治之。刺其右手腕内肺脉一针，右足腕内一针。

方：知母、贝母、甘草、桔梗。

肺之表证，其人恶寒振振，鼻流清涕，皮毛啬啬而缩。外感恶寒无汗者，小青龙汤主之；服汤已发热而渴者，大青龙汤主之。刺印堂、鱼际各一针。

小青龙汤方见前。

大青龙汤方：桂枝、麻黄、杏仁、甘草、石膏、生姜、大枣。

肺之里证，吁咳，痰火多出，痰滞于肺，胸中似觉饱闷，如热火在内，脉滑而长者，用苏子降气汤治之。

方：苏子、橘皮、半夏、当归、前胡、官桂、厚朴、甘草。

肺痨之证，伤于气；肺痿之证，伤于血；肺痈之证，气血俱伤。肺痨者，初因劳动，继而寒伏肺，误投苦寒之药，或辛散之剂所致。咳久成痨，宜用归脾汤去芪加款冬花、紫菀治之；若气虚者，仍用芪，宜刺风池、阳跷二穴各一针；肺痿者，乃伤血也，因红痰吐血而成痿，宜用八珍汤加阿胶、白及治之，刺其风府阴跷各一针；肺痈者，因肺燥、血热、气滞而成，故气血俱伤出，臭痰而下脓血也，宜用归及保肺汤治之，刺其双龙抱穴各一二次。

归脾汤去芪加款冬花紫菀汤方：人参、白术、茯神、当归、枣仁、远志、款冬花、木香、紫菀、元眼、生姜、大枣。

八珍加阿胶白及汤方：人参、白术、茯苓、甘草、当归、川芎、芍药、熟地、阿胶、白及。

归及保肺汤方：当归、白及（制法同半夏）。

肺虚，脾枯，肾亏，魂魄不安，梦与鬼交，伤精，忽而身大如牛，忽而身细如丝者，坎离丸主之。温灸丹田、肾椎各一壮，则水火相济而肺益矣。

坎离丸方：当归、川芎、芍药、熟地、知母、黄柏。

肺气阻滞已成肿胀，其人喘息不通，吐痰，晨则稠多，至晚则清少。用逍遥散加陈苓术甘汤治之。刺其两乳下一寸三分。

方：当归、芍药、柴胡、茯苓、白术、甘草、生姜、薄荷、陈皮。

肾论　足少阴

肾水通天河，下润百脉，则津液升。肾为水脏，主骨百骸。由水滋润，水火得济，坎离补满，肾气乃足，精生则骨壮，脑足则人志富。命门一穴，为人之性命关系也，命门不开，则津精不通，神气何足？命门穴在两腰之系脊骨，第十二节之左之右，在脊骨中者为相火穴也。

肾脉起于小指之端，上通于脑，下泽白肾之发源，由命门上通脑，由脑至脊骨尾闾，转丹田至中宫，泄精之出路也；由肾系通于目，故目之明也；又通于耳，故耳之聪也。耳目两部之系脉，由百会脉之分布。肾之脉络周身，有之此，其大要也。

肾病，由强力举重受伤者，腰痛或便血或伤目，宜用壮骨金丹补之。刺其肾俞大椎一针。

方：熟地、枣皮、茯苓、故纸、牛膝、人参、黄芪、石斛、怀药、杜仲、远志、骨碎补、石枫丹。

肾伤由房欲过度，强欲求子者，宜补肾丸主之

方：肉苁蓉、枸杞、莲米、当归、川芎、巴戟、熟地、五味子、枣皮、牡丹皮、远志、炙甘草。

肾气不足而子嗣艰难者，宜用大补肾丸。肾气足，则精当旺。求嗣者不宜针之灸之，恐受损伤也。

大补肾丸方：即补肾丸加鱼鳔、附子、肉桂、益智仁。

命门相火不足，肾不开阖，津液不升而成木旺脾燥者，滋肾丸主之。

方：黄柏、知母、肉桂。

有因服苦寒之药损减丹田之真火，以故天河之水不升，不能滋润百脉，大渴不止，再投下火之剂，则热更甚焉，宜调其水火，八味汤主之。灸其丹田、命门各一二壮，则火自灭，水自升矣。

八味汤方：附子、肉桂、茯苓、牡丹皮、怀药、熟地黄、枣皮、泽泻。

耳聋目失明者，为肾系一脉阻之也；或耳聪而目不明，或目明而耳欠聪者，为百会分布之脉阻也。或目不明耳欠聪者，用复丹阳会散治之。针灸其命门、百会各二三次。但目有云翳者，此方不治。

复丹阳会散方：人参、白术、川芎、芍药、沙苑子、远志、五味子、枣皮、附子、肉桂、甘草。

齿为骨之余，亦系于肾也。齿痛日久不愈，宜用八味汤加石斛、细辛、升麻治之。针其虎口、腮鱼二穴。

八味汤见前方。

恶寒，心中烦躁，大便秘结，小便多而色白者，此为表寒里热，肾气受脾胃之反损也，用桂枝汤加栀子、故纸、附子治之。

方：桂枝、芍药、甘草、生姜、大枣、栀子、故纸、附子。

身有损伤，或受跌打筋骨疼痛者，骨碎丸主之。

骨碎丸方：石斛、牛膝、杜仲、续断、白术、当归、川芎、芍药、熟地、虎骨、骨碎补。

健脑丸方：健脑方用栀芍桂，茯苓熟地加五味；金樱丹皮附枸杞，党参芪术怀药芡；枣皮远志窍通心，砂仁元眼姜莲贝。醋糊为丸早晚服，脑肾心经精神快。

小肠论　手太阴

小肠者，受盛之官。五味出焉，与心相表里，通大肠绕膀胱，饮食之传达。成水气病，初由三焦有湿热不得受盛，小肠不能布达水气于膀胱，水气不能运化则成寒。水气痛一证，宜用逐里干姜汤治之。灸其中脘二壮。

逐里干姜汤方：半夏、茯苓、防己、黄芪、荜澄茄、香附、吴茱萸、芍药、甘草、干姜。

小肠下陷，少腹痛而气虚者，用香砂异功汤加芍药治之宜。温灸下丹田。

方：人参、白术、茯苓、橘皮、甘草、香附、砂仁、芍药。

伤寒，恶寒发热，往来口苦而渴者，小柴胡汤治之。针颈项三穴一针。

小柴胡汤方：柴胡、人参、半夏、黄芩、甘草、生姜、大枣。

小肠热，渴饮水，小便短赤者，木通汤治之。

木通汤方：木通、防己、茯苓、猪苓、泽泻、橘皮、苍术、黄芩、栀子、连翘、甘草。

胆论　足少阳

胆者，为助神经之腑也。胆水足则神经健充，凡事不怯。胆宜养，不宜过泻。欲养胆宜益肝木，胆附于肝，肝为胆之母也。

胆冲心，神不定，此为肝木太旺，则胆受热蒸而动摇，宜平肝益胆，用胡连益胆汤治之。

胡连益胆汤方：胡黄连、琥珀、知母、贝母、茯苓、黄芩、半夏、栀子、芍药、龙胆草、甘草、生姜。

胆汁走入皮肤发黄疸者，脾论已详，兹不重论。

壮胆药方：芍药、白术、甘草、玄参、麦冬、茯苓、熟地黄、枣皮、五味子、柏子仁。

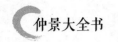

胃论　足阳明

　　胃者，纳谷之腑，人之仓廪也。胃强则能纳谷，易于消化，则津精上奉于心，受心经之火，则化为血，方能布达于诸脉。人之生死关于胃也，不可损败胃气，若胃气损败，则谷不纳，何能精神养体乎？

　　胃气不足，饮食不纳者，用健胃补阳散助之。

　　健胃补阳散方：人参、白术、茯苓、橘皮、半夏、黄芩、甘草、吴茱萸、厚朴、香附、砂仁、草果、怀药。胃弱者加波蔻、肉桂、扁豆、大枣。

　　胃脘停有痰饮者，必吐清沫也，用半夏术甘汤逐之。

　　半夏术甘汤方：半夏、生姜、白术、甘草。

　　脾弱，食不消化停滞于胃者，参苓白术散加香附主之。

　　方：人参、白术、茯苓、扁豆、橘皮、怀药、甘草、莲米、砂仁、薏苡仁、桔梗、大枣、香附。

　　上三症宜灸中脘二三壮，胃即温矣。脾于胃俱宜温之健之，切勿泻之损之。

大肠论　手阳明

　　大肠者，与肺相表里，为阳明之阳，受小肠之输运百谷，为藏腐物之腑，直通肛门，为魄之处户也。

　　大肠枯燥当先润肺，大肠有燥屎，结核，谵语，渴饮冷水者，大承气汤下之。

　　方：大黄、芒硝、厚朴、枳实。

　　下痢一证，主在大肠，初因食积肝热，次遇脾受寒湿，故成痢也。痢证分红白二种，红痢渴水，舌黄燥者，心火下达于大肠，肠热则成红痢，宜用香连小承气汤加味治之；白痢为冷食所积，得肺金之气，金遇冷则冻紧而成其属气也，宜用香砂异功汤加枳朴治之，速灸其膻中二壮；红白相兼而下者，宜用香连滞气丸治之。

香连小承气汤方黄连、木香、枳实、厚朴、大黄。

香砂异功汤方见前，加枳壳、厚朴。

香连滞气丸方：木香、黄连、厚朴、枳壳、吴茱萸、香附、芍药、地榆、甘草、苍术、槟榔、莱菔子。

下痢不止，数月未愈者，命门相火不足也，当温散收涩，用木香吴萸温胃散温之；若其人手足冷，舌苔白，四肢浮肿者，脏寒而腑亦寒也，宜用附子理中丸加石脂乌梅治之。乌梅，其味虽酸，能健脾，与附子合用，则成温性矣。

木香吴萸温胃散方：木香、吴茱萸、枳壳、白术、芍药、甘草、生姜、砂仁。

附子理中丸加石脂乌梅方：附子、人参、白术、黑姜、甘草、赤石脂、乌梅。

泻痢二症久不愈者，用乌梅附子二味即止也。若其人脾弱中虚加饴糖。

泻痢一日数十次至百次，泻痢极苦者，用芙蓉炮方止之神效。芙蓉即鸦片烟也。灸期门、命门各二三壮即愈。

芙蓉炮方：取鸦片烟炮如鼠粪形，取生姜切开勿断，将烟夹内以子母火，上炮之，炮熟后用鲜茶叶泡服，两三次能止久泻，兼治脱肛。脱肛者，因中气不足，肺气下降，关门不固也，宜用补中益气汤去柴加桂芍治之。有寒者加附子；有热者加枣皮、乌梅。

补中益气汤去柴加桂芍方：人参、白术、黄芪、升麻、当归、橘皮、甘草、生姜、大枣、桂枝、芍药。

脱肛治法，用巴豆去油，同诃子于脐上、肛门，用温苦酒洗之，或用酸矾代之。

膀胱论　足太阳

膀胱者，州都之官，津液藏焉，气化则能出矣，与肾相表里，小便短赤不通，渴饮冷水，舌黄燥者，此为膀胱热甚也，宜用通苓术汤利之。

方：草薢、茯苓、猪苓、怀药、白术、芡实、车前子、木通、甘草、荔枝、黄芩。

小便短赤不利，渴饮冷水，水入则吐，舌白厚腻者，膀胱与脾俱受湿也，宜苓术甘汤治之。热加青皮、栀子、黄芩、芍药清之；寒加细辛、吴茱萸、草蔻温之。

苓术甘汤方：茯苓、白术、甘草。

小便不通，日解数十次，解之极难，不解时欲解，舌紫红而渴，饮则胸中停胀，此为肝旺肾气不足，膀胱不得水化也，用附子六味汤加益智仁、覆盆治之，灸其丹田、命门各一二壮。

附子六味汤加益智、覆盆方：附子、熟地、牡丹皮、枣皮、茯苓、怀药、益智仁、覆盆子。

膀胱受寒湿太盛，而小便不通者，附子五苓汤加蔻仁主之。

方：附子、桂枝、白术、茯苓、猪苓、泽泻、波蔻。

有白浊同小便齐解者，乃膀胱之气不得肺气下降，宜理肺气，则膀胱自舒矣，用桔薢汤清之；若久不愈，而浊常解者，宜用补气通达之方以参苓白术散加草薢、芡实、莲子治之。

桔薢汤方：桔梗、草薢、怀药、茯苓、白术、芍药、益智仁、枸杞、枣皮、牡丹皮、莲须、藕节、元眼、车前子、荔枝。

参苓白术散加草薢芡实莲子方：人参、茯苓、白术、扁豆、橘皮、怀药、甘草、莲米、砂仁、薏苡仁、桔梗、大枣、草薢、芡实，加莲米。

膀胱气痛，疝证者，视其虚实寒热以投之。

膀胱疝气痛者用橘乌散治之。

橘乌散方：橘核、乌药、山楂、葫芦巴、芍药、黄芪、人参、升麻、当归、桔梗、甘草、砂仁、生姜。

三焦论　手少阳

三焦者，为决渎之官。独立之腑，又可称脏，其主司利水气，能通达诸经，如天上之云是也，故独立一空。主半表半里，阴阳合半，其脉道全赖脾肺二经之脉道通之。

三焦为气主轻浮，各腑之寒热多受三焦之传。三焦热，则诸腑皆热；寒则诸腑皆寒。三焦热证用栀子泻之，寒用桂枝汤温之。

桂枝汤方：桂枝、白芍、甘草、生姜、大枣。

心包络论　手厥阴

心包络为心之护脏。专司命门之受承，津精上达于包络，有包络下通于心，受心经之火，则化赤为血，故居于心上，为厥阴之阳也。其病总在心肾两部，此为心肾之使也，其脉附于心肾，兹不重论。

目　论

目者，为人身明视之宝。如天之日月，不明则人受黑暗，日月不明则世界黑暗矣。目之开窍本在肝，而宝光实主肾，肾水足则光明亮，心经弱则神光不足矣。

目痛有肝热肺燥而成，干障无泪，血丝多，生干眼屎者，青皮饮主之。

方：青皮、芍药、甘草、桑白、防风、荆芥、羌活、川芎、连翘、栀子、黄芩、龙胆、菊花。

目受损伤，泪流不止，头痛，恶寒者，小青龙汤加川芎主之。

小青龙汤方：见脾论。

目痛，两目肿而眼珠胀痛，大渴水者，防风通圣散主之。

防风通圣散方：防风、大黄、芒硝、荆芥、麻黄（去节）、栀子、芍药、连翘、甘草、桔梗、川芎、当归、石膏、滑石、薄荷、黄芩、白术。

目痛痒而红肿者，九味羌活汤加荆芥治之。

九味羌活汤加荆芥方：羌活、防风、细辛、苍术、白芷、川芎、黄芩、地黄、甘草、荆芥。

目痛泪多，小便短赤者，车前仁汤主之。

车前仁汤方：车前子、细辛、五味、羌活、白菊花、川芎、桑椹、木贼、连翘、白芷、甘草、茺蔚子。

目痛久不愈，泪长流、眼皮烂者，为肺受风寒而脾有湿也，用麻桂辛味汤加石枫丹治之。

方：麻黄、桂枝、细辛、五味子、杏仁、甘草、芍药、生姜、大枣、石枫丹。

目痛久不愈，眼光昏暗，视物不明，有云翳者，决明金刀散主之

方：石决明、木贼、沙苑子、茺蔚子、山栀仁、枸杞、肉苁蓉、川芎、熟地黄、牡丹皮、附子、肉桂、怀药、人参、茯神、甘草、元眼。

目久痛不明，切勿苦寒之药。

目痛误服苦寒之药，寒结气滞，目生云翳者，宜用散寒之剂。寒散则目明矣。

散寒方：附子、桂枝、细辛、川芎、石决明、木贼。

目痛忽失明不能见者，为寒气闭塞肾系，肝木不得水养，故此失明用温肾通络之方，桂附远志通络散主之。

桂附远志通络散方：肉桂、附子、远志、枸杞、细辛、川芎、五味子、沙棘藜。

目忽失明一时，昏暗者，为心肾两脉不达于瞳也。有因寒湿而成，或火炎而成，宜省察之，不可一例而治。寒则温灸命门、玉枕二穴；热则针刺之，药用肾气丸加枣仁、远志为丸常服。

肾气丸加枣仁远志方：附子、桂枝、熟地黄、牡丹皮、枣皮、茯苓、泽泻、怀药、枣仁、远志。

目痛因外感内伤而成者，用如意养目散点之。

如意养目散方：薄荷、荆芥、川芎、羌活、防风、桑白、甘草、菊花、蔓荆子、黄芪、白芷。

上药共入蒸水器中升之成蒸馏水点之。

目有云翳，昏暗不明者，用拨雾金刀一效散点之。

方：珍珠、石决明、川芎、海螵蛸、羌活、硼砂、细辛、硇砂、冰片，共研极细。无云翳者，不宜点。

目起云翳厚积成目疳者，为蛄蜥眼也，此病先由血燥肝旺，风火熏目，热极后受风寒，故结成也，宜用熏散温肝之方。

石决明、木贼、防风、羌活、川芎、茺蔚子。

外用点眼药方：云母石、石决明、细辛、硇砂、冰片、盐胆、硼砂、酸矾，共研极细，点之即退（无云翳忌点）。

鼻　论

鼻症者，受肺气之传达也。鼻疳者，为肺燥血热风湿而成，用地黄清毒汤治之。

方：生地黄、川芎、当归、贯众、白芷、黄芩、黄连、金银花、连翘、辛夷、桑白、栀子、牡丹皮、甘草、小枣。

鼻渊而红者，辛夷归芍汤主之。

方：辛夷、当归、芍药。

鼻流清黄涕而时自下者，为脑漏也，苍耳辛温散主之。

苍耳辛温散方：苍耳子、细辛、蔓荆子、五味子、川芎、黄芪、白芷、紫苏、甘草。

清黄涕流久不愈者，伤于脑也。健脑固涕丸主之。宜灸百会四五壮即愈。

健脑固涕丸方：人参、白术、黄芪、当归、苍耳子、莲米、山药、莲须、芍药、细辛、五味子。

有梅毒透肺达鼻者，宜以龟灵丸治之。用三菱针刺肾、肺两脉，令其出紫血为佳，外以清血散，熏之于鼻，令其人口中流出清黄涎沫，其毒可消矣。

龟灵丸方：生地、黄芩、栀子、川芎、当归、黄芪、金银花、白芷、连翘、贝母、橘皮、甘草。

清血散方：青皮、桃仁、栀子、牡丹皮、生地、黄芩、甘草、当归、川芎。

上药共研为末，卷入草纸条内，熏之于鼻。

喉 论

喉痛者，为肺气上炎，心火上熏也。

喉痛，喉中如火灼咽之疼，虚火上浮者。甘桔汤主之。

甘桔汤方：甘草、桔梗。

喉痛而咽阻者，甘桔玄芷汤主之。

甘桔玄芷汤方：甘草、桔梗、玄参、白芷。

喉痒而气不通，水饮难下者，辛味散主之。

辛味散方：细辛、牙皂、枳壳、桔梗、菖蒲、橘皮、地胡椒、芒硝、吴茱萸、射干、山豆根。

喉痛外感，恶寒发热者，人参败毒散主之。

人参败毒散方：人参、茯苓、甘草、枳壳、桔梗、柴胡、前胡、独活、川芎、薄荷、生姜。

喉痹而肿者，银翘散主之。

方：金银花、连翘、薄荷、玄参、麦冬、青皮、桔梗、茯苓、甘草、竹叶。

喉痈已成疮者，用人甲烧散，吹入消之。

人甲烧散方：人手指甲、壁上钱大蜘蛛窝，同烧灰。

喉中有蛾者，甲烧散亦治之，银翘二黄汤主之。针刺舌下有青脉一股，刺之出紫血者愈。

银翘二黄汤方：即银翘散原方加黄芩、黄柏。

喉中有白点者，曰，白喉。此症分有寒热。寒，用附子辛蜜汤主之；热，用玄参地黄汤主之。有外感者，人参败毒散主之；外感而渴，饮冷水者，白虎汤主之；外感有寒者，小青龙汤主之。白喉，针灸之穴在左手寸脉之侧三分，并颈前两旁肺脉针灸之，热则宜针，寒则宜灸。

附子辛蜜汤方：附子、细辛、白蜜。

玄参地黄汤方：玄参、生地、黄芩、桔梗、山豆根、射干、连翘、栀子、细辛、五味子、甘草、桑白皮。

人参败毒散方、白虎汤、小青龙汤，三方俱见前。

肺寒喉闭，言语暗者，用细辛通肺散逐之。

细辛通肺方：细辛、川芎、麻黄、桂枝、枳壳、紫苏、前胡、桔梗、姜汁。

热积于喉，心血热毒，肺遇寒气所滞，则成喉痹。肿痛不能言语者，用天丁消毒散加细辛、葶苈子治之。

天丁消毒散方：天丁、白芷、川芎、山豆根、芍药、贯众、射干、薄荷、连翘、防风加葶苈子、细辛。

痰火结喉，风痰阻于心窍，不能言语昏迷者，用射干礞石丸加远志、枣仁、菖蒲治之。

方：射干、礞石、贝母、薄荷、桑白皮、瓜蒌仁、甘草、竹茹，加远志、枣仁、菖蒲。

齿　论

齿痛者，为肾肝二经之系也。

风火牙痛，而渴水者。用丹栀逍遥散加石膏治之。

丹栀逍遥散加石膏方：牡丹皮、栀子、当归、芍药、柴胡、茯苓、白术、甘草、生姜、薄荷、石膏。

齿肿痛而摇长者，升麻白芷汤主之。

升麻白芷汤方：升麻、白芷、细辛、石斛、生地黄、玄参、柴胡、薄荷、甘草、小枣。

满口之牙俱痛者，真逍散主之。

方：附子、肉桂、甘草、玄参、枣皮、怀药、熟地、牡丹皮、枸杞、肉苁蓉、五味子、远志、白芷、青皮、元眼、荔枝。

有水火不调，齿常常痛者。忽上忽下，忽左忽右，其痛不定一处者，用八珍汤加石斛、升麻、细辛、五味治之。

八珍汤方：人参、白术、茯苓、甘草、当归、川芎、芍药、熟地黄、石斛、升麻、细辛、五味子。

腰痛日久，误服苦寒之药，痛更甚者。前方[①]亦治之。

腰痛日久，脓血结成，多骨在内者，法用银刀划开，取其多骨，用生肌散贴之；内服黄芪四物汤。

生肌散方：黄芪、白芷、当归、川芎、沙参、甘草、王不留行、芙蓉根、牛蒡子，共研为末，以砂糖调匀，敷之，或用香油煎药熬至滴水成珠时，加黄蜡、冰片成膏贴之，能生肌拔脓。此方兼治一切疮疡。

黄芪四物汤方：黄芪、当归、川芎、芍药、地黄。

治虫牙方：细辛、花椒、麝香、紫荆皮、冰片，共研为末，合成小丸，按在痛处，其虫自死。

唇　论

唇者，为脾之开窍[②]也。唇红而燥者，银翘散主之；唇白而青者，当温其脾，吴萸砂术汤主之。

银翘散方见前。

吴萸砂术汤方：吴茱萸、砂仁、白术、半夏、生姜。

有唇欲缩而舌卷者，为阴欲厥也。还阳附子汤主之。温灸人中、少商各一次。

---

① 前方：即为上方，八珍汤加减。

② 脾之开窍：原文如此，据形脏关系，当为脾之外华。

方：人参、白术、附子、肉桂、干姜、芍药、蔻仁、橘皮、益智仁、玄胡。

有唇缩而焦，舌黑燥，渴饮冷水者，为肝厥脾枯也。用大承气汤下之，次用犀角参麦汤主之。速针横骨、肾根各一次。

大承气汤方见前。

犀角参麦汤方：犀角、人参、麦冬。

耳 论

耳为肾之开窍也。少阴口苦耳聋者，小柴胡汤主之。针耳前三分一次。

小柴胡汤方：柴胡、人参、半夏、黄芩、甘草、生姜、大枣。

耳聋久久不愈者，用补肾丸治之。

方见前。

欲出脓者加黄芪、白芷。

耳底生疮，出脓血而痛者，用银翘四物散加芪芷苍耳治之。亦针前穴用吹耳散，吹入耳底即愈。

银翘散四物散加芪芷苍耳方：金银花、连翘、生地黄、当归、川芎、芍药、黄芪、白芷、苍耳子。

吹耳散方：黄芪、白芷、细辛、牙皂、黄柏、栀子、甘草、玄参、地黄、黄连、薄荷、荆芥、苍耳子、雄黄、冰片，共研为末，吹入耳底。

两耳出气而鸣，头晕心慌者，用归脾兼六味汤治之。

方：即归脾汤、六味汤二原方合用。

耳痛兼脑痛者，滋肾补脑丸主之。温灸脊骨第一及十二节，各一壮。

滋肾补脑丸方：人参、白术、枸杞、肉苁蓉、熟地、枣皮、牡丹皮、远志、甘草，共研末，和蜜为丸。每晨用淡盐开水吞服。

误服苦寒之药成耳聋者，乃寒结肾系也，不可用滋阴养肾之品，只宜温肾通肾系之方，治之。

方：故纸、远志、附子、于术、细辛、桂枝、甘草。

两耳出气不止，或鸣亦不止者，此为肾气虚弱，肝肺气散也。宜补肾益肝，调理肺气之剂治之

方：人参、金樱子、白术、橘皮、菟丝子、诃子、甘草、元眼。

外用猪油、食糖、花椒熬稠按于耳底，其气即不出矣。

耳被打伤成聋者，此为伤于脑肾。用大补肾丸加防风、续断治之。

如日浅者，宜用补肾行血通气之方。

方：潞党参、苏木、骨髓补、远志、莲米、川芎、细辛、仙桃草。

大补肾丸方：见前肾论。

头痛论

头痛，有三阳三阴之分，概在《伤寒论》中注明。今有奇方阐之，头痛一症，其分多端。头痛恶寒而不发热，汗不出，周身疼痛，脉浮紧而短者，为伤寒头痛也，川芎麻黄汤主之。灸太阳二壮。

方：川芎、麻黄、杏仁、桂枝、甘草。

头痛，发热而不恶寒，渴饮水，小便赤，脉浮缓而长，为伤风头痛也。川芎桂枝四苓汤主之。针刺太阳二穴。

川芎桂枝四苓汤方：川芎、桂枝、芍药、甘草、生姜、大枣、白术、茯苓、猪苓、泽泻。

头痛、大渴、饮冷水，饮之舒畅，舌黄燥而脉数者，为实热头痛也。大承气汤下之，此用白虎汤清之。针刺鱼际、阳维各二次。

大承气汤、白虎汤，二方见前。

头痛欲破，痛盛即吐清痰涎沫者，吴萸半夏汤主之。温灸上腕及两肩扇骨下，各一二壮。

方：吴茱萸、半夏、肉桂、附子、茯苓、甘草。

头痛甚，耳目俱痛而胀，其人欲食酸，为木旺头痛也，舒肝汤主之。针刺颈项左右二股筋，各一二次。

方：枣皮、青皮、川芎、柴首、钩藤、栀子、当归、芍药。

头痛连脑痛，鼻流清涕，脉浮而短者，用蔓荆川芎桂枝汤主之。温灸百会、少商各二壮。

蔓荆川芎桂枝汤方：蔓荆子、川芎、桂枝、芍药、甘草、生姜、大枣。

头痛恶寒甚，手足逆冷，舌青白，脉沉迟而快者，用四逆散加附桂治之。温灸足底肝肾二腧。

四逆散加附桂方：柴胡、芍药、枳实、甘草、附子、肉桂。

头痛而谵语狂奔，大渴饮水，小便短赤，四肢忽热忽冷者，用大承气汤加黄芩、黄连治之。针足心、玉枕各二次。

大承气汤方见前，加黄芩、黄连。

头痛欲破，面赤，舌苔红而头大如斗，胀而渴水，手足麻木者，此为心火上冲，血气俱滞也，银翘四物汤治之。针刺两手中次二指，令出血；并针太阳下两腮出血。

头痛咳喘下利，小便多，渴饮水者，此为肺寒肾虚也，用故纸盛阳汤治之。

方：故纸、附子、茯苓、人参、白术、芍药、柴首、甘草、砂仁、生姜。

头痛恶寒，喘咳而下利者，桂枝六君汤主之。

方：桂枝、芍药、甘草、生姜、大枣、人参、白术、茯苓、半夏、橘皮。

头痛干呕，发热恶寒，心腹俱痛，大渴饮水，谵语，舌黑者，此为阳旺阴弱也，用柴芍芩连汤治之。

方：柴胡、芍药、黄芩、黄连、半夏、桂枝、蔓荆子、滑石、茯苓、甘草、川芎、厚朴、枳实、橘皮。

头痛汗出喘满者，桂枝加半夏汤主之。

方：桂枝、芍药、甘草、生姜、大枣、半夏。

头痛，四肢冷，一身尽痛者，为寒气内伏于筋骨也，麻黄附子细辛汤主之。

方：麻黄、附子、细辛。

头痛、身痛于一边，为风痰气滞，血不流通也。左边痛者，为风痰气滞也，用麻桂六君汤治之；右边痛者，为血虚气滞也，用麻桂四物汤加天麻、血藤治之。

麻桂六君汤方：麻黄、桂枝、人参、白术、茯苓、橘皮、半夏、甘草。

麻桂四物汤加天麻血藤方：麻黄、桂枝、当归、川芎、芍药、地黄、明天麻、鸡血藤。

头痛由后脑连项痛兼酸者，用藁本川芎二陈汤治之。

方：藁本、川芎、陈皮、半夏、茯苓、甘草。

头痛，脑顶痛，目干耳鸣，口渴者，用蔓荆防风芍药汤治之。

方：蔓荆子、防风、芍药。

头痛，脑痛，鼻流清涕，恶寒，汗不出者，为寒邪入肺上冲于脑也，用麻桂细辛蔓荆汤治之。

方：麻黄、桂枝、杏仁、甘草、芍药、生姜、大枣、细辛、蔓荆子。

头痛、心痛兼背痛，寒痛者，用桂枝六君汤加香砂、吴茱萸治之。

方：桂枝汤六君子汤合用加香附、砂仁、吴茱萸。

头痛，周身汗出，小便不利，渴水者，桂枝白芍汤主之。

方：桂枝、白芍、茯苓、半夏、橘皮、厚朴、黄芩、苍术、柴首、人参、甘草、生姜、大枣。

头痛，痛在两太阳，忽痛忽止者，太阳表证未解也，麻桂各半汤主之。

麻桂各半汤方：麻黄、桂枝、杏仁、甘草、芍药、生姜、大枣。

中风论

中风症，为肝木气滞，风痰阻于血脉，因潮湿而成，或因气虚血滞而成，或因肝热木旺而成，或伤欲肾亏而成者，如此不一也。

肝热木旺，一身疼痛而骨节疼，目干舌燥，脉洪者，用青皮益肝汤主之。

方：青皮、白芍、甘草、桑白、防风、荆芥、羌活、川芎、连翘、栀子、黄芩、龙胆、菊花。

中风，湿热。小便短赤而渴者，逍遥五苓散主之。

方：当归、芍药、柴胡、茯苓、白术、甘草、生姜、薄荷、牡丹皮、栀子、桂枝、茯苓、猪苓、泽泻。

中风，因外感风寒。骨节冷痛，恶寒发热，脉浮者，用九味羌活汤治之。

方：羌活、防风、细辛、苍术、白芷、川芎、黄芩、生地、甘草、生姜、葱白。

中风，因痰阻滞。手足麻木，脉来滑者，小半夏桂枝汤主之。

方：半夏、生姜、桂枝、芍药、甘草、大枣。

中风，气虚。血不行，脉浮滞者，六君子汤主之。

方：人参、白术、茯苓、半夏、橘皮、甘草。

中风，血弱而气滞。手足麻木，脉沉滞者，四物汤主之。

方：当归、川芎、芍药、地黄。

中风，骨节冷痛而手足冷者，附子汤主之。

方：附子、茯苓、人参、白术、干姜、大枣。

中风，有半身不遂，一边疼痛。左属血，右属气。左痛以四物汤，右痛以六君子汤。然，何左以四物汤，右以六君子汤？因气虚先当行血，则气自调；血弱先当补气，则血自和。此之谓也。

四物汤、六君子汤，二方见本论。

中风，因房事伤肾而成者。腰痛，目花，手足冷痛麻木，脉沉而右尺无力，用金匮肾气丸加味治之。

方：附子、肉桂、熟地、牡丹皮、枣皮、怀药、茯苓、泽泻、车前子、牛膝。

中风，目邪口歪，一身疼痛麻木，脉沉迟而伏者，三生饮主之。

三生饮方：生附子、生南星、生半夏。

中风，其人忽然口歪目斜，手足不仁者，速以金器钩之，或用辰砂、附子、全蝎、生姜煎汤治之。

中风，有风气疼痛麻木者，风丹散主之。

风丹散方：石斛、桑寄生、羌活、独活、当归、川芎、钩藤、麻黄、桂枝、芍药、附子、姜汁、花椒仁。

上方能治一切中风之证。多因风寒痰湿而成，宜温灸尺泽、环跳二穴，并温灸风池、风府，针刺少商、鱼际等穴，外用洗风汤，洗之。

方：血风藤、五加叶、鸡血藤，三味熬水洗澡，以洗风清血。

咳嗽论

咳嗽症，由风痰积于肺而起也，咳嗽者，以二陈汤为主也。咳而喘，小便不利者，为湿热伏也，二陈四苓汤主之。

方：橘皮、半夏、茯苓、甘草、白术、猪苓、泽泻。

咳而痰难上升，即牵连胁痛者，枳桔二陈汤主之。

方：枳壳、桔梗、橘皮、半夏、茯苓、甘草。

咳而喘，呕吐涎沫并有外感恶寒发热者，小青龙汤主之；兼大渴水者，加石膏治之。

小青龙汤方见前。

咳而胸中成痞块硬者，瓜蒌半夏汤主之。

瓜蒌半夏汤方：瓜蒌仁、半夏、生姜。

咳而痰稠黄起泡者，用杏仁贝母二陈汤加苏子治之。

杏仁贝母二陈汤加苏子方：杏仁、贝母、陈皮、半夏、茯苓、甘草、白苏子。

咳而吐清水，浮肿，小便不利者，水积于肺也。甘草甘遂汤逐之，十枣丸亦逐之。

甘草甘遂汤方：甘草、甘遂、茯苓、陈皮、芫花、生姜、大枣。

十枣丸方：大戟、芫花、甘遂、大枣。

咳喘而肿，唇青舌白，脉迟者，葶苈大枣加附子汤治之。

葶苈大枣加附子汤方：葶苈子、大枣、附子。

咳而呛，咳之不休，吐泻者，虫咳也。用六一汤加鹤虱治之。

方：乌梅、半夏、茯苓、人参、甘草、山药、雷丸、广榧子、花椒、生姜、砂仁、鹤虱。

咳而气逆，胸中饱胀者，苏子降气汤主之。

苏子降气汤方：白苏子、橘皮、半夏、当归、前胡、官桂、厚朴、甘草、生姜。

肺热肝旺，咳而喉干，舌燥者，青皮饮加二母丸主之。

青皮饮方见前目论，加知母、贝母。

咳嗽之针灸宜两乳上及肩窝、风池各穴为要。

咳嗽，妇人孕胎五六月，呕吐不止者，用二陈归芎汤加桂枝、芍药治之。

方：陈皮、半夏、茯苓、甘草、当归、川芎、桂枝、白芍。

产后咳喘而肿者，气血俱虚也，用归脾汤加五味防己治之。

方：人参、白术、黄芪、当归、茯苓、枣仁、远志、砂仁、甘草、元肉、大枣、生姜、五味子、防己。

咳嗽，咳则气闭，不省人事，小半夏汤加细辛、远志、辰砂主之。

方：半夏、生姜、细辛、远志、辰砂。

咳嗽，痰多黄而稠，吐痰成盆者，用龙涎归贝汤化之。此方善能化痰定喘，止咳之良方也。

方：龙涎香、当归、贝母、款冬花、炙麻黄、天竺黄、胆南星、竹沥、姜汁。

气喘论

气喘者，为肺之气不通，中气上逆也。

气喘咳吐而小便黄者，湿气滞而肺不降也，用苏子四苓汤，利而降之。

方：白苏子、陈皮、半夏、当归、前胡、官桂、厚朴、甘草、白术、茯苓、猪苓、泽泻。

气喘、呕吐、心腹痛，水停胸胃者，用麻桂六君汤加吴茱萸治之。

方：六君子汤加麻黄、桂枝、吴茱萸。

气喘而衄者，此为寒闭于肺，气血上逆而衄也。用沉香郁金丸治之。

方：沉香、郁金、白芍、茯苓、玄胡、丁香、蔻仁、当归、川芎、人参、甘草、元眼、砂仁。

气喘面肿，吐清水者，甘遂汤主之。

方：甘遂、茯苓、川芎、白芷、半夏、黄芩、小枣。

气喘日久不愈，唇白，苔白，脉滑无力而芤者，为肺虚有寒痰积也，用附子理中汤加蛤蚧治之。

方见前。

喘久不愈，舌苔浮红，脉沉数而无力者，此为肺燥阴虚也，用二母定喘汤治之。

方：知母、贝母、茯苓、郁李仁、陈皮、细辛、瓜蒌仁、款冬花、紫菀。

气喘日久，四肢浮肿，心腹满胀，舌苔白，脉浮者，此为汗水停胃，脾土受湿水也，用防己小半夏汤加味治之。

方：防己、半夏、生姜、山药、车前子、吴茱萸、枳壳、厚朴。

气喘于午后，多喘咳，痰先稠后清者，此为太阴肺气逆阳隔阴也。冬花二母大半夏汤主之。

方：款冬花、知母、贝母、半夏、茯苓、附子、甘草、干姜。

气喘寒滞于肺者，宜灸大椎两乳下一寸二分，各三五壮。若肺燥口干者，宜针胸膻、足内踝脉各二针。

肾虚气喘，为强力而伤者，或为寒热不调劳于房事而伤者，常有也。

强力举重伤肾而成喘者，其人腹痛腰酸，手足无力，喘则口张，用杜仲敛肺汤治之。

方：杜仲、陈皮、半夏、贝母、石斛、人参、款冬花、续断、故纸、前胡、枸杞、茯苓。

气喘因房事伤肾者，其人腰痛背强，喘则口闭。

方：白及、枸杞、款冬花、故纸、陈皮、茯苓、贝母、羌活、熟地、益智仁、当归、甘草。

脾虚气喘，其人浮肿而兼泻利，或四肢冷逆，腹满胸胀者，为脾阳土弱也，用附子苡仁汤治之。

方：附子、薏苡仁、茯苓、芍药、人参、白术、山药、大腹皮、防己、贝母、紫菀、厚朴、甘草、竹沥、车前子、生姜、砂仁。

失气论

病人忽得七窍出气，人气欲厥者，此为脱气阳厥也。取砂糖加水熬化收稠，用棉花蘸糖，贴于病者七窍，周身亦用棉花蘸糖滚之。内服参术益气丸，此症名曰：失气。气虚汗出不止，无药医治，久不愈者，此为阳失阴格也，用棚面水调热油和之，以滚其周身，汗自止矣，内服参术丸。

参术益气丸方：人参、白术、黄芪、当归、桂枝、陈皮、莲须、巴戟、芍药、枸杞、元眼、大枣。

参术丸方：人参、白芍、白术、黄芪、桂枝、当归、茯苓、炙甘草、大枣。

失血论

失血者，为崩、为下、为吐、为衄是也。

吐血而衄者，此为血不顺行于卫也。用调血通滞散治之。

调血通滞散方：肉桂、陈皮、阿胶、棕灰、红草藓、黄芪、莪术、三棱、官桂、当归、川芎、黑姜、丹皮、甘草、焦艾叶。

或取病者，脑顶有红发，烧灰服之极妙。凡病人失血者，亦宜此方治之。

血虚，便血黑瘀成块者，用阿胶丹桂散治之。

方：阿胶、牡丹皮、官桂、五灵脂、蒲黄、苍术、当归、川芎、杜仲、牛膝、骨髓补、菟丝子、黑姜、甘草。

下血太多不止者，黑荆芥散主之。

方：黑荆芥、人参、黄芪、焦术、黑姜、牡丹皮、焦艾、海螵蛸、川芎（炒）。

咳而出血者，侧柏叶汤主之。

方：侧柏叶、荔枝、荷叶、百部、紫菀、桑白皮、黑荆芥、淡豆豉。

鼻衄不止者，阴阳烧散主之。阴阳烧散，即人之阴阳毛烧灰，苦酒吞服止血，吐衄俱可治。男病用女，女病用男为佳。

胎漏血不止者，用大归芎汤加阴阳烧散，以调阴阳之气则自止矣。

大归芎汤方：当归一两、川芎七钱。

心胃痛论

胃痛，心中饱胀而痞闷者，用香砂平胃散加枳壳半夏治之。

方：香附、砂仁、厚朴、苍术、陈皮、甘草、枳壳、半夏。

心痛，吐清水，一身肿痛，小便不利者，苓桂术甘汤主之。

方：茯苓、桂枝、白术、甘草。

心痛，呕清水，腹中胀满而肿者，甘遂小半夏汤主之。

方：甘遂、半夏、生姜。

心痛，干呕不止，胸中饱闷兼气喘者，辰砂白术丸镇之。

辰砂白术丸方：辰砂、白术、茯神、芍药、半夏、肉桂、丁香、香附。

心痛，气下坠，少腹胀满，两足冷痛者，黄芪牛膝胃苓汤主之。

黄芪牛膝胃苓汤方：黄芪、牛膝、苍术、陈皮、甘草、厚朴、茯苓、猪苓、泽泻。

心痛症，多为痰饮积胃，气食停胸，用丁沉透膈散治之。

丁沉透膈散方：人参、白术、茯苓、丁香、肉豆蔻、沉香、砂仁、香附、藿香、厚朴、陈皮、白豆蔻、木香、麦芽、青皮、半夏、草果、神曲、甘草。

此方为胃痛、心气痛之要也，宜针灸曲池、胸窝、肩下、脐下傍方二寸各穴。寒则宜灸，热则宜针。

呃噎论

呃噎为胃气上逆，中气膈滞也，用蔻术二陈汤治之。

方：蔻仁、白术、半夏、陈皮、茯苓、甘草。

呃噎，胃寒，肝热气郁于肺者，用桂苓舒肝汤治之。

桂苓术舒汤方：肉桂、茯苓、枳壳、陈皮、郁金、半夏、甘草、香附、砂仁、白芍、黄芩。

呃噫，气不通，咽喉闭，不省人事如气绝者，此为痰食闭塞食管也，宜灸胃俞，并针足底，用异功汤加细辛、远志治之。

方：人参、白术、茯苓、陈皮、甘草、细辛、远志。

霍乱论

霍乱症，因由寒痰食积于胃，感而吐泻是也。用香砂平胃散兼二陈汤治之。

方：香附、砂仁、苍术、厚朴、陈皮、半夏、茯苓、甘草。

霍乱，欲吐不得吐，欲泻不得泻者，此为干霍乱也。用平胃散加白芍治之。

方：苍术、陈皮、厚朴、甘草、白芍。

霍乱，腹中绞痛、大渴、饮水、大便难，舌黄燥，脉洪数者，用大承气汤加芍药吴萸治之。

方：大黄、芒硝、枳实、厚朴、白芍、吴茱萸。

霍乱，吐泻、少腹冷痛、小便短赤者，用香砂胃苓汤加半夏吴萸治之。

方：香附、砂仁、厚朴、陈皮、甘草、苍术、茯苓、猪苓、泽泻、半夏、吴萸

霍乱，吐泻恶寒发热而咳者，用藿香五积散治之。

方：藿香、麻黄、苍术、白芷、白芍、当归、川芎、枳壳、桔梗、桂枝、生姜、甘草、茯苓、厚朴、陈皮、半夏、葱白。

霍乱现大寒症，舌苔青白，脉沉迟者，附桂异功汤主之。

方：附子、肉桂、人参、白术、茯苓、陈皮、甘草。

霍乱症，宜灸其少腹左右二穴，在脐下五分。

痧　论

痧症，初由暑湿起，头痛呕吐，腹中绞痛，一身不舒，骨节疼痛，恶寒

发热，小便黄者，用清暑益气汤治之。

方见前。

痧症，恶寒发热，一身尽痛，头痛者，人参败毒散主之。

方：人参、茯苓、甘草、枳壳、桔梗、柴胡、前胡、独活、羌活、川芎、薄荷、生姜。

痧症，腹中大纽痛，手足麻木，干呕者，藿香异功散主之。

方：藿香、人参、白术、茯苓、陈皮、甘草。

痧症，头晕眼花，不省人事，倒气闭者，速用通关散吹入鼻中，次用痧气丸治之。

痧气丸方：附子、肉桂、苍术、麝香、细辛、雄黄、川芎、藿香、枳壳、厚朴、吴茱萸、丁香、菖蒲、神曲、姜汁。

上药共研为末，水迭成丸，辰砂为衣。每服三五分。

发痧，恶寒不止，手足寒冷者，小青龙汤主之。

方见前。

痧症，呕吐，腹中肠鸣胀满者，水积在肠胃，三焦不利也，用吴萸半夏汤加防己治之。

方：吴茱萸、半夏、丁香、蔻仁、陈皮、茯苓、厚朴、猪苓、苍术、菖蒲、甘草。

痧症，四肢逆冷，腹中冷痛，心下如水者，附子良姜汤温之。

方：附子、良姜、丁香、吴茱萸、陈皮、波蔻、砂仁、荜茇、木香、台乌、胡椒、炮姜。

痧症，少腹水硬而手足变者，四逆汤温之。

四逆汤方：附子、干姜、甘草。

痧症，呕吐不止，大渴饮水，胸中胀满，腹中绞痛，舌红脉数有力者，此为热积胸胃也，凉膈散下之。

方：芒硝、大黄、栀子、连翘、黄芩、甘草、薄荷、竹叶、蜂蜜。

痧症，大渴水，腹中冷痛，呕吐不得者，此为寒积于胃，热在中焦也，用温脾汤温而下之。

方：附子、干姜、甘草、当归、芒硝、大黄。

痧症，宜温灸气海、中脘胃俞、肝俞各穴。针刺少商、曲泽、次指头一节、足脉、肩井各穴。如牙关紧闭，刺人中、风府、少商各穴，又括颈项左右二大筋，出红珠以针刺之；如少腹硬痛，灸脐下左右方三寸，二三壮。

腹痛论

腹痛者，为肠胃二经有食积或痰饮。水气之所致，故成痛也。胃气不强不能消化饮食；脾土不健不能输送百谷，故此有积滞腹痛之症。

腹痛，有水痛、气痛、痰饮痛、宿食痛、寒痛、热痛，种种之别也。

水痛者，其人腹痛，小便不利，胸中似有雷鸣者，为水痛也，用胃苓汤利之。

方见前。

腹痛，胀满，胸不能弯兼浮肿者，此为水积于胸也，先用十枣丸逐之，次用参苓白术散健之。

二方见前。

气痛者，其人腹中胀痛，大腹如鼓，胀时欲出风而不得出是也，大腹化气散主之。

方：大腹皮、白术、茯苓、丁香、广木香、砂仁、枳壳、肉桂、香附、藿香、广台乌、香薷草、人参、芍药、甘草。

痰饮痛者，其人腹痛则吐，四肢酸麻是也，二陈平胃散加香砂治之。

方见前。

食积于胃，其人饱胀，腹中绞痛，气上逆成饱呃者，用香砂平胃散加谷芽、神曲治之。

香砂平胃散方见前，加谷芽，神曲。

寒痛者，其人腹中冷痛，唇青舌白，或吐或泻是也，用附子温胃汤温之。

方：附子、白术、干姜、砂仁、草蔻仁、丁香、半夏、吴茱萸。

热痛者，其人腹中纽痛，按不可忍，渴饮水者，为实热积胃也，用大承气汤下之。

方见前。

虚痛者，其人时腹自痛，按之痛减，而腹仍痛，欲喜按者，为虚痛也，用参苓白术散治之。

方见前。

恶寒发热，大渴水而腹痛甚者。用大柴胡兼承气汤下之。

方：柴胡、枳实、黄芩、半夏、白芍、草果、大黄、芒硝、厚朴、生姜、竹叶。

腹痛泻者，其人小便短赤，渴水者，用香砂胃苓汤治之。

方：砂仁、香附、苍术、陈皮、厚朴、甘草、茯苓、猪苓、泽泻。

腹痛有痢疾者，其人里急后重，大便难解，香连丸主之。

方：黄连、木香、枳壳、厚朴、吴茱萸、白芍、甘草、苍术、槟榔、砂仁。

少腹胀痛，痛甚不可忍，手足冷而气闭危急者，附子救阳汤主之。

方：附子、干姜、甘草、肉桂、枳实、砂仁、半夏、茯苓。

少腹硬痛，痛急阳缩者，为阴寒痛也，用扶阳救急散温之。

方：细辛、陈皮、附子、肉桂、波蔻、麝香、熊肾。

腹痛，大便燥结，腹中硬痛，结核于少腹或大腹者，用地芍苓连散逐之。

方：地黄、芍药、黄芩、黄连。

腹痛，其下陷，小便不利，脉细缓者，用异功汤加台乌、楝肉、橘核治之。

方：人参、白术、茯苓、陈皮、甘草、乌药、楝肉、橘核。

腹痛，大便难解，脱肛，便血者，用归芍汤治之。

方：当归、白芍、黄芩、黄连、地黄、荆芥、香附、山茶花、山栀仁、苍术、甘草、黑姜、百草霜。

腹痛，膀胱气坠，少腹冷痛者，用桂枝乌药智仁汤治之。

方：桂枝、乌药、益智仁。

腹痛泻利，喘咳，忪忡者，用异功加白芍汤治之。

方：人参、白术、茯苓、陈皮、甘草、白芍。

腹痛，呕吐，头痛欲破，心中怔仲者，用吴茱萸汤加归芍治之。

方：吴茱萸、人参、甘草、当归、白芍。

腹痛气满，妇人，妊娠者，用归芍异功汤治之。

方：当归、白芍、人参、白术、茯苓、陈皮、甘草。

产后腹痛而硬，心中恍惚，头眩眼黑者，归芍六君子汤治之。

方：即前方加半夏。

疝气论

疝气一症，乃湿伏膀胱，寒水住肾，中气下陷也。宜用消气提升补中益肾之剂治之。

疝气，有小儿出生胎气虚弱，中气不足，因哭而气下坠于气海，名曰：乳疝。用参芪升麻汤加葫芦巴、橘核以提之，再加小儿脐带烧灰同煎服神效。

疝气有子，重连少腹，牵引腰痛举重而伤者，用续断黄芪茴香子烧腰散治之。

疝气，因气虚下陷，滞于气海膀胱者，补中理气汤主之。

补中理气汤方：黄芪、升麻、当归、橘核、茯苓、人参、续断。

疝气，因肾虚气滞者，用补肾丸加台乌、橘核、荔枝、葫芦巴治之。

补肾丸方见前。

疝气，用地子参同白酒汁煎服，即收矣。疝气，宜灸气海穴。

地子参，产于野外干燥沙岭之处，其叶绿白色，微有白色，叶小有藤，其根结有子，如萝葡之形，大者有五分，外有皮，此地子参兼治跌打损伤。

淋浊论

男子有淋浊之症，多由肾气不足而成，或由湿热伏积膀胱，为寒热凝滞者，用五苓怀药散治之。

方：桂枝、白术、茯苓、猪苓、泽泻、怀药。

由房欲过度，肾气成淋浊者，其人腰痛，茎空，小便数，日解数十次，不得多出是也，用滋肾清浊汤治之。

方：石莲子、玄参、草薢、黄芩、苍术、白芍、莲须、贝母。

因不慎重误服苦寒之药而成淋者，附子智仁汤主之。

附子智仁汤方：黑附子、益智仁、覆盆子、淮山药、白术、肉桂、车前子、滑石。

因花柳事而误入于肾者，用清毒解浊汤治之。

清毒解浊汤方：山栀子、金银花、贝母、怀药、牡丹皮、薏苡仁、连翘、薤白。

如茎萎肿痛而成绣者，用草薢清血汤清之。

草薢清血汤方：红草薢、黄芪、白芷、川芎、滑石、芍药、枳壳、鸡冠花、瞿麦、地黄、甘草、柳根、荔枝、猪桐草。

如淋久不愈，小便不通，解之不出，痛苦不可忍，此为寒淋也。用肾气丸加益智、覆盆治之。

方：熟地、牡丹皮、枣皮、怀药、茯苓、泽泻、肉桂、附子、益智仁、覆盆子。

淋而出血者，伤于血也，为红淋，用地黄清血止淋散治之。

方：地黄、牡丹皮、贯众、怀药、茯苓、连翘、桔梗、金银花、薄荷。

淋结成子而不得解者，为石淋也，四仙丸主之。

四仙丸方：磁石、赤石脂、朱石三味（煅）、滑石，共研为末，合为丸吞服。此方兼治胆中结石。

脚疾论

脚疾症，用附子椒酒法包之，再用温灸法温之。

干脚疾，用麻桂各半汤治之，即麻黄汤桂枝汤各用其半；湿脚疾，用五苓散加石枫丹治之。

方见前。

鹤膝风，用牛膝去风散治之。

方：牛膝、地黄、石枫丹、白芷、麻黄、松节、白酒、附子、石斛、羌活、独活。

仲景先师卒病论卷下

妙香佛国纯楼阐者

痨症论

骨蒸劳热，初因太阳少阳之证不解，或因苦寒之剂以投之，或因发疟而截之，或因湿热不退而下之，或因产后发热不清而利之，有种种之状而成也。

痨热之症。日发数次而冷亦数次者发之月余至数月，其人津液大亏，血气干枯，脉沉伏而细长无力是也。宜用提升养气血之剂，以人参养荣丸加川芎治之。

方见前。

发之日久，口渴，舌红，脉伏而弦者，知母小柴胡汤主之。

方：知母、柴胡、人参、黄芩、半夏、甘草。

痨热日久，而手足忽冷忽热，胸中饱闷，四肢酸麻，头晕眼眩，时而汗出者，以桂枝汤、六君子汤二方合用治之。

发久不愈，腹泻胀满，小便不通者，附子理中汤主之。

方见前。

发热，泻利不止，四肢厥冷，出盗汗者，附桂理中汤加莲须、赤石脂治之。

方：附子、肉桂、人参、白术、甘草、干姜、莲须、赤石脂。

妇人痨热日久，月经枯闭者，不可破行，只宜养血除热之剂。用归脾、八珍、补中诸方选而用之，如有兼症临时加减。

妇人痨热日久，月经枯闭，内生痨虫，其人必自泻，喜食香酸等物，白马尿主之。此方能治诸郁、杀痨虫，效如神也。

痨热无汗，骨蒸用银胡地骨汤治之。

方：银柴胡、地骨皮、升麻、人参、白术、枸杞子、黄芪、桂枝、牡丹皮、五味子、生姜、大枣。

有寒加附子；有热加栀子、黄芩。痨热有汗，骨蒸用丹皮知母汤治之。

方：牡丹皮、知母、炒柴胡、白芍、当归、地骨皮、川芎、炙甘草、生姜、大枣。

劳伤论

劳伤，骨节疼痛，腰痛者，肾气丸主之。

方见前。

跌打损伤，红肿青黑而痛者，用万灵膏贴之，并用伸筋散拭之；内服壮阳换骨酒，此酒能治一切跌打劳伤，诸虚百损，消肿行血一切疼痛，或以酒泡之，或研末为散吞之，或以酒泡之，或研末为散吞之，或水叠成丸以酒吞之。

万灵膏方：杜仲、牛膝、白芷、黄芪、防风、骨碎补、续断、如意草、细辛、三七、红花、桃仁、乳香、没药、羌活、独活、川芎、当归、石斛、川乌、明油，共用香油熬之，滤渣再熬至滴水成珠，起白烟结团时，加入明净松香、黄丹再熬片刻，收起，即成膏矣。

伸筋散方：伸筋草、血藤、牛膝、杜仲、石斛、地骨、续断、葱白、姜汁、温酒、酥油，炖热拭伤处。

壮阳换骨酒：虎骨、木瓜、川芎、石斛、三七、黄芪、仙桃草、益智仁、白芷、当归、金樱子、附子、白术、肉苁蓉、熟地黄、巴戟，以上各药用好酒泡之，服之壮骨，无损伤者服之精神百倍。

跌打损伤，故疾尚未痊愈，此为内中气血不甚贯通，宜用白芥子、续断、牛膝、杜仲、辣子、伸筋草共研细，煮热，包之。

跌打损伤，手不能弯曲，如生用天麻、归身、骨碎补、王不留行、仙桃草等剂，内服外包，兼治可愈。

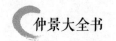

寒湿久留论

寒湿者，湿气在表而遇寒，湿气不能利者，用桂枝麻黄各半汤加黄芪治之；湿气在里，误服苦寒者，用桂附理中汤加石斛、细辛熏之，即可去矣。

桂麻各半汤加参芪方：桂枝、芍药、炙甘草、生姜、大枣、麻黄、杏仁、人参、黄芪。

桂附理中汤加石斛、细辛：肉桂、附子、人参、白术、干姜、甘草、石斛、细辛。

当汗不当汗论

汗者，为水饮化出即是也。发汗之症，宜详悉知之。

恶寒发热，骨节疼痛者，为寒气内伏于筋骨，肾水滞也。当汗之，用独活、石斛、细辛之剂，治之。

汗不出，其人烦躁，而振振恶寒恶心者，此为热在里，而寒在外也。用小柴胡汤治之，汗出则愈。

方见前。

病人恶寒甚，欲汗而不得汗，渴水而欲近衣者，此为邪在外，而寒在里也，用葛根、白芍加麻黄汤汗之。

方：葛根、白芍、麻黄、桂枝、杏仁、甘草。

病在太阳者，可发汗其表自解。

病入阳明者，不可发汗，若发其汗，津液外达，则内枯燥也。病入少阳者，只宜和解，而稍发汗则愈。

太阴病在肺，重受风寒。恶寒，呕水者，宜发其汗，如小青龙汤即可解也；肺热渴水者，当用大青龙汤。

如太阴渴水，发热，谵语烦躁，脉数者，不可发汗也。

如病入少阴直中，恶寒甚而反发热，手足冷者，当发其汗，用附子麻桂汤，发之汗出则愈。

方：附子、麻黄、桂枝。

如少阴水不升，渴水、谵语、手足冷者，切勿发汗，此为少阴热深，而冷尤深也。

病入厥阴者，不可发汗，如发汗则成痉。

汗出不止而恶寒发热，渴饮水者，宜利其水，小便通，其汗自止也。用五苓散利之。

方见前。

汗出于上，而下部无汗者，为脾寒肺燥也，宜调和之，则下部汗出而上部止矣，用小柴胡汤加白芍、青皮解之。

上部无汗，而下部汗出者，为表寒阴滞也。用桂枝栀子豉汤。

桂枝汤原方加栀子、淡豆豉。

病后虚弱，冷汗不止，口渴者用补中汤加莲须、知母治之。

补中益气汤原方加莲须、知母。

汗出而手足冷，苔白，脉沉者，为阳虚自汗也，用附子盛阳汤治之。方见前脾论。

病人虚弱，汗时自出，渴水，耳聋者，为津液外达，肾水枯槁也，用阴八味汤治之。

方见前。

阴虚浮热者，枸杞地骨汤主之。

枸杞地骨汤方：枸杞、地骨皮、地黄、黄芪、白术、芍药、陈皮、甘草、生姜、大枣、荔枝。

阳虚内寒者，附子理中汤主之。

方见前。

当下不当下论

下者，为行水消食之方也，能泻胃肠之实火。

病有当下则下之，不当下者，不可下也。若肠胃实火，阳明燥热者，宜下也。有用苦寒下者，有用辛温下者。下症之法，病有多端，而下亦有多方，宜审症而下之，可也。

腹痛、胸中饱、渴水，舌黄燥，脉洪数者，宜下也，用大承气汤下之。

方见前。

恶寒发热，口渴烦躁，心中了了不解，舌红，脉浮数而有力者，此为表热里实也，用防风通圣散下之。

方见前。

谵语发热，渴饮冷水，舌燥，脉洪者，用承气汤下之。

寒热往来、头痛、口苦、饮水，烦躁者，为表里不解，热积胆腑也。用大柴胡汤下之。

见前方。

谵语，人事不知，舌黑而燥，四肢逆冷，脉沉数，此为热传于阴，为热深而逆亦深者，用地黄栀柏汤下之。

地黄栀柏汤方：地黄、栀子、黄柏、厚朴、桔梗、芍药、大黄、芒硝、枳实。

少腹硬痛，按之不得，饮之即吐，甚至吐泻绞痛，舌白，脉洪者，此为寒热病积也，用温脾汤温而下之。

温脾汤方：附子、干姜、甘草、当归、芒硝、大黄。

病久泻利不止，日泻数次，泻则艰难，微出水沫，日用止泻收涩之剂，燥热补脾之品，而不能止者，此为燥屎结肠，津液空枯故也，宜用滋肾泻火之剂，先用栀连丸下之，后用滋肾丸润之。

滋肾丸方见前。

栀连丸方：栀子、黄连、枳实、枳壳、大黄、玉竹、秦艽、白芍、蔻仁、甘草。

谵语，面赤，渴饮水，腹痛不得便者，用承气汤下之。

腹痛，小便短赤，渴水，舌燥脉数者，用苓黄汤下之。

苓黄汤方：茯苓、大黄、泽泻、猪苓、芒硝、枳壳、车前子、厚朴、香附、甘草。

头痛发热，目痛红肿，泪多而扛痛者，玄参通肝散下之。

方：玄参、大黄、芒硝、连翘、白芍、桑椹、青皮、夏枯草、谷精草、川芎、白芷、薄荷。

齿痛，风火甚盛，肿痛而口不能张，涎涏直流者，用防风通圣散下之。

方见前。

心痛，痰火湿热结胸，脉数，舌燥，喜食酸冷者，用凉膈散加半夏汤下之。

方见前。

病有千变万化，而药亦有千方百剂，故有其病，而有其治奇药也。

病在太阳头痛，恶寒发热，舌燥，其人烦躁，而心中了了不解；渴水，水入则呕，呕则复饮者，此为太阳表热，里未舒也。不可下，下之为逆，速用栀子豉汤加芩芍治之，其表可解而里可舒也，宜针刺发际、足踝二穴，二三次愈。

栀子豉加芩芍汤方：栀子、淡豆豉、黄芩、白芍。

太阳膀胱里证，恶寒发热，恶心，小便短赤，渴水即呕者，不可下也，用五苓散利之。针脐下二分，即愈。

方见前。

恶寒而不发热，口燥舌干者，此为寒滞于肺，津液不得上升，不宜下也，下之则成喉枯，而更燥也，用青元饮解之。

方见前。

病有谵语，大热不渴水，舌不黄燥，脉来缓者，此为邪入于肺也。用丹皮栀子黄芩黄连汤清之，不可下也。

病有谵语，大渴饮水，舌黑而燥，屡下之而渴更甚，病亦深而手足冷，脉来细者，此为肝旺脾枯，肾水不滋，水火不济也。用阳八味汤治之。温灸足心二三壮，可愈。

方见前。

病有谵语，大渴水，其人昏迷不醒，舌红脉细者，不可下也，用犀角清心汤清之。

犀角清心汤方：犀角、黄连、连翘、白芍、桔梗、灯草、伏龙肝、人参、麦冬、甘草、薄荷、竹叶。

病有发热而反欲近衣者，渴饮热水，饮之则腹温，手足俱冷，此为热在皮肤，而寒在里也，不可下，用附子白术汤治之。温灸胸膻一二壮。

方：附子、白术、茯苓、甘草、白芍、枳壳、柴胡首、生姜、砂仁。

病有腹痛，呕吐，渴水，舌白脉迟者，用附子温中汤温之，不可下也。灸上脘二壮，愈。

方：附子、薏苡仁、波蔻、肉桂。

病后，津液不升，渴水者，不可下也，用参麦饮治之。

参麦饮方：人参、麦冬、五味子。

消渴论

消渴者，为津液不升，口不能滋润，即渴饮也。其病分有多端，为详列也。

渴，有虚实、寒热、表里、阴阳之分。渴饮水，饮之安者，为燥也；渴而饮，入口即怕者，为虚也；渴饮，饮之腹中冷，即吐者，为寒也；喜饮冷者，为实为热也；喜饮热者，为表热里寒也；喜饮酸者，为肝旺也；喜饮甘者，为脾枯脾弱，故喜润也。

渴水，口燥舌黄，发热，大便难解，腹中痛者，为肠胃之实火也。用承气汤下之。

渴水，舌红，脉洪，口苦，喜酸者，肝旺是也。用玄麦青皮饮治之。

方：玄参、麦冬、青皮、甘草、竹叶。

恶寒发热，口苦，渴饮水者，用小柴胡汤治之。

方见前。

渴饮水，饮即汗出，小便短者，五苓散主之。

方见前。

渴饮水，饮则汗出，其人喘而鼻干，喉痛者，为肺热也，用清肺饮治之。

方：柴胡、桑白皮、桔梗、薄荷、陈皮、茯苓、知母、百部、甘草、半夏、竹茹。

渴水，欲得饮，饮之即吐，复欲饮，仍吐者，为上燥中隔也，用小半夏兼逍遥散治之。

方：半夏、生姜、当归、白芍、柴胡、茯苓、白术、甘草、薄荷、牡丹皮、栀子。

口渴，饮水，不欲咽，咽之极恶者，为脏寒也，理中汤主之。如舌白者，加附子温之。

方见前。

渴，饮水，日饮数十次，腹泻者，用平胃散加黄芩、芍药治之。

方：厚朴、陈皮、苍术、甘草、黄芩、白芍。

大渴水，舌黄燥而泻者，用凉膈散下之。

方见前。

渴，饮水，饮多腹中冷痛者，用异功汤加芍药治之。

方见前。

渴，饮水，饮后数日停滞者，用木防己汤治之。

木防己汤方：防己、桂枝、人参、石膏。

渴，饮水，发热，口燥鼻干者，葛根汤主之。

方：葛根、麻黄、桂枝、芍药、甘草、生姜、大枣。

渴，饮水，四肢浮肿，胀满气逆喘者，用小青龙汤加石膏治之。

小青龙汤方见前，加石膏。

渴，饮水，大小便俱不通，而腹胀满者，用胃苓汤加栀子大黄治之。

方：厚朴、苍术、陈皮、甘草、茯苓、猪苓、泽泻、栀子、大黄。

渴，饮水，日饮数十次，投以苦寒止渴之剂，而仍渴者，为水火不济也。用阳八味汤治之。

方见前。

渴，水饮之，头痛甚而吐清水者，吴茱萸汤主之。

吴茱萸方：吴茱萸、人参、生姜、大枣。

渴，饮水则吐清水者。小半夏汤主之。

方：半夏、生姜。

渴，饮水，投以苦寒不解者，犀角饮主之。

方：犀角、玄参、知母、五味、栀子、甘草、薄荷、竹叶、大枣。

渴，饮水，喉痛，耳聋，鼻干者，用柴葛解肌汤加桔梗治之。

柴葛解肌汤方：柴胡、葛根、羌活、白芷、煅石膏、黄芩、白芍、甘草、桔梗。

病后，神弱，渴水者，用补中益气汤加麦冬、五味治之。

方见前。

渴水，喜饮热而恶寒，手足冷者，四逆散主之。

四逆散方：柴胡、芍药、枳实、甘草。

寒气痛，恶寒，四肢冷而渴，饮水。饮水则腹内冷，吐出，脉沉微者。用附子芍药汤治之，以温其阳，益其阴也。

附子芍药汤方：附子、芍药、白术、人参、茯苓、厚朴、陈皮、生姜、大枣。

补症论

病之虚也，当宜补之。脉无力，乃为虚也。

心中怔忡，四肢无力，汗出者，为心虚也。人参朱石丸主之。

人参朱石丸方：人参、朱石、磁石、白术、茯神、枣仁、远志、莲米、琥珀、芍药、黄芪、甘草。

怔忡寒证者，归脾汤加附子主之。

归脾汤方见前，加附子。

口干，耳鸣，腰脊痛者，六味枸杞丸主之。

方：熟地、牡丹皮、枣皮、茯苓、山药、泽泻、枸杞。

泻久，舌白，腹胀泻于昼者，为阳虚也，理中丸主之；泻于夜者，为阴虚也，附子固阳汤主之。

理中九方：人参、白术、干姜、甘草。

附子固阳汤方：附子、赤石脂（煅）、肉豆蔻（去油）、甘草（炙）、白术（焦）、故纸、芍药。

汗出，脉弱，发冷发热者，补中益气汤主之。

方见前。

腰痛酸麻者，肾气丸主之。

方见前。

胸中饱胀，饮食不消者，参苓白术汤主之。

方见前。

时时恶寒，手足冷痛，其人皮黑壳者，用养荣丸加枸杞治之。

方：即人参养荣九去人参，加枸杞。

喘咳，气不上升，痰难出者，用六君子汤加麻黄、杏仁治之。

妇人白带多者，脾弱气虚也，参苓白术散主之。

红崩者，血虚也，归脾养心汤主之。

方见前。

病后发落者，气血两虚也。八珍汤主之。

方：人参、白术、茯苓、甘草、当归、川芎、芍药、熟地。

小便多而色白者，肾虚也，温肾丸主之。

方：人参、白术、附子、益智仁、覆盆子、肉桂、故纸、巴戟、鹿肾。

头眩眼黑者，气虚痰滞也，六君汤主之。

方见前。

病久，其人周身黑壳如蛇皮者，此为皮枯津液不润肌肉也，用养肌活血汤治之。

方：人参、白术、茯苓、饴糖、枸杞、当归、川芎、熟地、巴戟、远志、五味、麦冬、元眼。

当补之证如此论也，余则兼而论之。

和解论

病有下之，或补之，或汗之，或和之。和者，为病之来猛，而和之也，如病不解，宜和之也。

和者，为平之义也。寒热往来，口苦耳聋，头痛，胁痛者，宜和也，小柴胡汤主之。

方见前。

口渴，脉洪，发热谵语，下之不解者，宜和也，柴葛解肌汤解之。

病人，神昏恍惚，四肢无力，汗出发热者，宜解也，参麦饮解之。

病如阴，日夜不休，而了了不解者，用栀芍汤解之。

方：栀子、芍药、黄芩、茯苓、柴胡、半夏、麦冬、升麻、黄芪、桂枝、甘草、生姜、大枣、元眼。

腹痛，按之便喜，或泻或利者，用平胃散平之。

头痛，恶心，发热，口渴者，用柴芍汤解之。

方：柴胡、芍药、半夏、陈皮、茯苓、桂枝、人参、黄芪、当归、川芎、五味、甘草、生姜。

大病后，神弱发热，饮食少者，用异功汤解之。

病有大烧大热，渴水，久不下，不愈者，宜解之也，用青元饮解之。

柴葛解肌汤、参麦饮、平胃散、异功汤、青元饮，五方俱见前。

头痛而一身尽痛，恶寒发热者，人参败毒散主之。

方见前。

病有误服苦寒者，六君汤解之。

病有误服燥热之药者，宜青元益肝汤解之，即青元饮是也。

病人误入表剂者，宜桂枝汤、小柴胡汤和而缓之。

病人误投行下之剂者，宜平胃散、异功汤和而缓之。

病有热结于胸，上虚下隔者，宜用六君汤加黄芩、芍药解之。

投药误入相反之剂，病已危者，省察何药于何药反、对，亦宜和解之也。

如误服毒剂及猛烈之剂，与病反者亦宜解也。

反药和解论

甘草与甘遂、海藻、芫花、大戟为相反也。如误投，泻泄不止者，宜用冷粥解之，或用赤石、豆蔻缓而益之，如人参、沙参、元参。

诸参，与藜芦反者，宜用乳香、射干缓而和之。

硫黄，为火之精，朴硝相见争，反者，宜用天冬、白及缓之，使其不争也。

如狼毒与密陀僧之相怕而恶畏者，宜用石膏、白芷以解之。

郁金、半夏相遇成恶者，宜用柴首、地榆缓之、和之。

丁香、郁金相见者，宜用瓜蒌、贝母和之，可解也。

乌头、附子二味并用为猛、为烈，如相用者，宜用牡丹皮、赤芍可解之，误服草乌，其毒伤人，欲解之者，宜用绿豆化油和解之。如服毒，命危欲绝者，用肚拉可解也；如误服金器欲绝者，宜韭菜可解；如中水土之毒者，贯众可解，此为生克制化之解法也。如误服毒药者，宜用绿豆、连翘、白芷、石膏、牡丹皮、地黄、甘草、雪茶等剂，以解之可也；如误服鸦片，毒气发者，用青柿子解之，或用生巴豆解之。

反药同用论

反性之药，其性太猛，能逐气消瘀。如葱蜜并用贴于火伤，肿痛立可止矣；痈疽等疮，亦可贴之，如狼毒、密陀僧者为疮痛之妙药也。

官桂、赤石脂用在脱肛、疝气，煎汤洗之，可收。

藜芦与参相反，并用治胸中痞硬，即可导饮，大积大聚者方可，如妇人服之，则血自崩下，其祸非轻。如打伤肿痛，拭之消肿，有破皮者，切不可用。

半夏之燥痰逐饮，乌药之降气散痞。二味同用能治痰饮、积滞、气血郁结。如无此症，并用则二味相争，必吐衄下利，受害不浅。

妇女论

人生有男女，男者为阳，女者为阴。然阳清而阴浊，故妇科一论，不得不详叙其源也。男女身体本来相同，病亦同也。何以妇科之病，格外详之？因妇为人之母也，故母生子而续后嗣焉。妇女以血为主，凡女子二七太冲脉盛，血旺之时，故天癸至也。天癸者，妇女之血经也。血注于海，按月以下，一月血行一周，血海满盛而余之也。

凡妇女以血为主，血必按月行焉。若血不月行，则成病也。月前来者，为血热；月后来者，为血寒。但月前来，人之气虚，脉弱。亦有月前而至，其经清淡而少也，养荣丸主之。

方：白术、茯苓、甘草、当归、芍药、熟地、五味子、黄芪、肉桂、陈皮、远志、生姜、大枣。

月后有虚寒者，其人经来，少腹冷痛，越四五日而下也，温经养血汤主之。

方：当归、川芎、黑姜、官桂、艾叶、玄胡、香附、白芍、砂仁、菟丝子、荆芥、吴茱萸、甘草、温酒。

血气为病。有气虚血亏者，其症：汗出，怔忡，四肢无力，忽发忽止，头痛也。

妇人月经不调者，用调经理气丸主之。

方：黄芪、白术、陈皮、当归、川芎、香附、官桂、乌药、芍药、玄胡、丁香、木香。

气血虚弱，腹痛，气坠，小便多而色白者，六君归脾汤主之。

方：即六君汤、归脾汤二原方合用是也。

妇人血虚而手足麻木，头晕眼眩者，为血虚痰滞也，用六君汤加川芎治之。

方见前。

妇人至期而衄者，为血逆于上也。四物汤加栀子、阿胶主之。

方：当归、川芎、芍药、地黄、栀子、阿胶。

妇人血经，日下日久，淋漓不止者，乌龙散主之。

方见前。

妇人腹痛而痛不休，月经月余不至，左脉洪盛，右脉短涩者，为血之瘀也，用香逐丸逐之。

香逐丸方：桃仁、红花、香附、赤芍、五灵脂、蒲黄、当归、川芎、官桂、血藤、童便、温酒。

气滞血阻，时腹腰痛，月事二三月不至者，调经逐瘀汤主之。

方：益母草、红花、桃仁、芍药、当归、川芎、陈皮、黑荆芥、黑姜、牛膝、官桂、艾叶、童便、烧酒。

妇人月经不调，忽前忽后者，调理气血丸主之。

调理气血丸方：人参、白术、茯苓、黄芪、当归、川芎、陈皮、厚朴、香附、玄胡、枳壳、砂仁。

妇人血不调，为气虚血不行也。《内经》云，气者，往血之行也；血者，往气之注也。故行血，先宜补气也。

妇人月经不调久不受娠者，用调理气血方和丸常服便可收效。

妇人月前腹痛，或心痛呕吐反胃者，用香砂异功汤加理血逐寒痰饮之剂以治之。

香砂异功汤方见前。

妇人月经，有月月而通者，有周年而通者，有经血暗行而不见者。调经之方，经闭、月空者亦治。

妇人月经从来不通者，为督脉不交带脉也，此为参商相隔。若治之来经，用补气血调经之剂共同配合治之，于七月七日晚，用童便将药泡之露于干净处，等天河去而复返之日，方可收之晒干，研末和丸服之有效。

方：潞党参、于术、川芎、当归、玄胡、月月红、红花、芍药、地榆、熟地、甘草、龙眼、枸杞子、大枣、冰糖。

妇女崩带论

妇女崩带者，为气血之大受亏也。因思欲太过而伤于心肾者，有因产后亏损气血者，有因行经忿怒而成者，有因血分潮湿凝滞而成者，如此不一也。

思欲过度，房劳成崩带者，用石莲清血解浊汤治之。

方：石莲子、芍药、陈皮、山药、薏苡仁、山栀子、黄芪、桔梗、香附、甘草。

因产后崩多而成带下者，此为气血俱伤也。用八珍莲须汤治之。

方：人参、白术、茯苓、甘草、当归、川芎、芍药、熟地黄、莲须。

因潮湿而成带者，用茯苓白术二仙汤治之。

妇女初崩者，用大归芎汤加黄芪、黑姜、黑荆芥治之；后成带者，用清带丸治之。

大归芎汤方：当归一两，川芎七分，加黄芪、黑姜、黑荆芥。

清带丸方：当归、川芎、芍药、地黄、苍术、枳实、茯苓、莲米、芡实、丹皮、山药、萆薢。

血虚，腹痛腰痛，时有衄，或崩或带者，此为气凝血虚也，用四物汤加郁金、玄胡治之。

方：当归、川芎、芍药、熟地黄、郁金、玄胡。

种子论

种子者，为男女之构造而成胎也。凡种子，当宜阴阳调和，如阴阳不调和，决不成胎。男者，须肾气充足，精气充溢；女子，血气调和，交合故有子也。如男子精冷，肾气不足，精不远射，不能到达子宫，故不能育也；女子气血不调，月经前后不定，则子宫不纳精，血精不调，故不能受孕也。

男子肾气不足，精血不溢者，宜服壮阳补肾丸。

方：肉苁蓉、枸杞、莲米、当归、川芎、巴戟、熟地、淮枣皮、五味子、远志、炙甘草，温灸肾椎一二壮。

女子月候不调，子宫冷者，宜服调经种子方。

方：人参、茯苓、熟地、当归、川芎、紫河车、月月红、续断、菟丝子、黄芪、白术、丁香、艾叶（炒）、肉苁蓉、黑姜、肉桂、炙甘草、玄胡、砂仁、益智仁、鸡血藤，温灸丹田一二壮。

使其男精温，而女血调，俟清浊月调之候。当宜天欢地喜，琴瑟调和，及合而成胎矣。妇之受孕如花得露水而结实也。如妇人初受胎在一月内，宜归芎汤养之。

归芎汤方：当归五钱，川芎三钱。

在百日者，胎成形，将发四肢之候，宜服参术归芎散以助之。

参术归芎散方：人参、白术、当归、川芎。

胎受四五月，分出五体，而体始完全，清浊攸分之时，用以丹栀归芎汤。

方：牡丹皮、栀子、当归、川芎。

在六七月，胎已长成之时，宜助胎气以养血也。用以归脾汤、养荣汤主之。

归脾汤方：人参、白术、黄芪、当归、炙甘草、枣仁、茯神、远志、砂仁、元眼、生姜、大枣。

养荣汤方：人参、白术、茯苓、炙甘草、当归、芍药、熟地、黄芪、肉桂、五味、橘皮、远志、生姜、大枣。

胎受八九月，将要临盆也。当宜助气补中，宜补中益气汤。

补中益气汤方：人参、白术、黄芪、当归、炙甘草、柴胡、升麻、陈皮、生姜、大枣。

妇人受孕二三月后，可按月服保产无忧散。服之胎安而母益，到临盆之日易于生产，此方乃调养气血而保胎育，且能开交骨也。

保产无忧散方：当归、川芎、枳壳、厚朴、黑荆芥、羌活、贝母、续断、菟丝子、生姜、人参、白术。

妇人受孕，欲知是男是女，由脉分之。孕妇之脉浮滑而有神，经调而止者，即是孕也。左脉洪而滑者，男胎；右脉洪而滑者，女胎也。浮者，阳也，为男；沉者，阴也，为女。左脉盛为男；右脉洪为女。如有双胎者，左右脉俱洪。两手浮洪而有力者，为双男也；两手脉沉而有力者，为双女。如左浮而右沉者，先男后女也；左沉而右浮者，先女后男也。

妇人受孕，忽大忽小，久不产者，为受鬼胎也。其脉沉而涩滞，孕妇神衰，面带忧容是也，当宜用生化逐血汤逐之，后宜补其气血，治二三月后，服调经种子方可也。

鬼胎者，因妇人梦于鬼交而成也。因女之气虚阳弱，阴火旺而起思欲，则梦有感交合；或因黑夜裸体而起，因受而成也。

产后论

产后瘀血不净，腹痛者，用生化汤逐之。

生化汤方：当归、炒川芎、枳壳、桃仁、红花、丹参、益母草、香附、黑荆芥、牛膝、童便、烧酒。

产后血虚，头晕，不知人事，宜归芎汤加参术黑姜治之。

方：当归、炒川芎、人参、白术、黑姜。

临产不知人事，小儿难产者，当助气血，用十全汤去地黄，加龙衣烧灰治之。

方：人参、白术、茯苓、炙甘草、当归、川芎、芍药、黄芪、肉桂、龙衣（烧灰）。

临产，有胎死腹中，数日不产者，退胎救危汤主之。

退胎救危汤方：五灵脂、蒲黄、当归、川芎、落牙齿、龙衣、蝉蜕。

产后衣胞不下，用失笑散加龙衣、蝉蜕、桃仁、红花治之。

失笑散方：蒲黄、五灵脂、香附。

要产而数日不产，腹中冷痛者，此为胎气不安，产期不到之故也。宜用大归芎汤益之，其胎自安，俟其瓜熟蒂落，切勿投以催生之药，使产母静养其神，旁人勿乱，切不可是稳婆妄为动手，亦不可拭按并不可针灸。日以大归芎汤治之，稳之，如其人气虚血弱，宜加人参、黄芪以佐之。俟数日或月余自当产矣。

大归芎汤方：当归一两，川芎七钱。

凡妇人临产之前不可令其太安，使其稍稍劳动，胎儿方能转侧，食物必须清淡。产之时有盘肠生而不能收入者，或子宫下陷，亦有产出者，旁人切勿喧哗，亦不可使稳婆用手竭力推还，速以温热水洗之，若不收，用苦酒温水，或用诃子、酸矾水洗之，用补中益气汤加味升之。

方见前。

产后，小儿不哭，气欲绝者，有灵巧之人，以手轻轻按其胸口、肛门，捉之片刻，令其气转，则出声矣；或将小儿置之于地片刻，速用温水温之，此法系以阴救阳之义也。

小儿因难产而气闭不哭者，用鞋底按其脐带，以小指挖其喉咙，或于前项拭之，又将小儿双足向上倒之，令其肺气通，则出声矣。

产后有外感者，不宜用表剂，只宜和血通络之剂以投之，用人参归芎汤解之。

人参归芎汤方：人参、炒川芎、当归。

产后，大渴水者，不宜下之，宜清解之，用以玄麦参味等剂。

产后，水肿者，不宜太过利水，宜用防己黄芪汤。

防己黄芪汤方：防己、黄芪、白术、甘草。

产后下利，宜用温脾和血之剂，切勿以消食之品，主以香砂异功汤治之。

方见前。

产后痢症者，不可投以破、打、行、消，只宜宽肠止痢之剂。红痢者，宜阿胶归芎汤加白术、秦艽治之；白痢者，用香砂异功汤加枳壳治之。

阿胶归芎汤方：阿胶、当归、川芎。

产后，小便不通，一二日不解者，为因子宫着于膀胱也。用舒解消郁之剂解之，气顺，则小便自然通也。若利水，则伤于肾，用以郁金玄胡汤顺之。

郁金玄胡汤方：郁金、玄胡、木通、茯苓、枳壳、川芎、甘草、香附。

临产后咳而喘者，伤于肺也，用桔梗黑姜汤治之。

桔梗黑姜汤方：桔梗、黑姜、枳壳、半夏、茯苓、白芍、百部、杏仁、紫菀、甘草、人参、竹茹。

产后大汗不止者，伤于气也，用大归芎汤加莲须参芪汤治之。

大归芎汤加方：当归一两、川芎七分、莲须、人参、黄芪。

产后牙关紧闭，四肢逆冷者，伤于阳，附子温中汤主之。

附子温中汤方：附片、白术、黑姜、官桂、当归、川芎、黄芪、甘草、玄参。

产后心冲而恐惧者，心血有亏也，归脾汤主之。

方见前。

产后心痛，呕吐清痰，头晕眼花者，用小半夏汤加香砂、蔻仁、白术治之。

小半夏汤方：半夏、生姜。

产后清血不止，腹痛腰疼，四肢无力者，用大归芎汤兼乌龙丸治之。

大归芎汤方、乌龙丸方见前。

产后寒热往来，日发数次，发之不休者，补中益气汤加凤凰衣治之。

补中益气汤见前方。

产后不禁房事伤于情欲，少腹胀，四肢绝冷者，用烧裈散加桂附术甘汤治之。

烧裈散：取其男子之裤裆底，烧灰是也，加肉桂、附子、白术、甘草。

产后，月经月余即来者，脾不统血也。用温经固血汤治之。

温经固血汤方：即前温经汤是也。

小儿论

小儿之病较大人难为看也。小儿病，初生下时，有七风者，用姜虫芍药汤清之。不宜太寒太热，妄追风也。

小儿生有白口疮者，用银翘散治之。

方见前。

有七星而日夜哭者，用针破之，当归白芍连翘钩藤汤治之。

小儿数日不便者，用老蜜蜂汤润之。

小儿初生咳者，用桔梗陈皮汤治之。

小儿小便少者，用木通利之。

小儿初生七日内，风痰重，而身青唇白者，用肉桂全蝎甘草汤治之。

小儿一二岁，有风证者，用追风丸追之。

追风丸方：白附子、姜虫、连翘、钩藤、蟾蜍、全蝎、麝香、胡黄连、白芍、化红、桔梗、半夏、甘草、姜汁、竹沥、金箔，共研为末，水叠成丸。

风证有急慢之分。急者为热，其证唇红，咳痰稠多是也，宜用追风丸加芍药甘草汤治之。

慢惊，来之缓，唇白，其痰难升，用桂枝吴萸汤并追风丸治之。

桂枝吴萸汤方：桂枝、吴茱萸、白芍、半夏、陈皮、茯苓、甘草、竹茹、姜汁。

小儿角弓反张，而小便短辛者，用桂枝四苓汤利之。

桂枝四苓汤方：桂枝、茯苓、猪苓、泽泻。

小儿因哭气闭不语者，宜揪其两耳，并拍其胸背，令其肺气通而肝气顺也。

小儿急惊风，牙关紧闭，两目直视，角弓反张，束手无策者，急以称锤吊于腰中，以治其风火，用响铃按之脐下，以镇之，风可消矣。此二法为治急惊风，如慢惊风不能治也。

小儿急惊，角弓反张不语欲绝者，用通关散吹入鼻中，取嚏，次用羚羊益肝汤治之，又以追风丸追之。

羚羊益肝汤方：羚羊角、白芍、钩藤、贝母、礞石、胡黄连、桔梗、甘草。

凡小儿起风者，宜先针少商及脑后发上处一次，用以追风丸，则为妥安也，发热而咳，痰难升者，用苏合散主之。

方：紫苏、前胡、半夏、川芎、桔梗、枳壳、百部、款冬花、紫菀、姜虫、硼砂。

咳甚而吐哕者，用小青龙汤主之。

见前方。

小儿初生有胎毒，多生疮癫者，用银翘四物汤治之。

方：金银花、连翘、当归、川芎、芍药、生地。

小儿因肌肤太嫩，不宜针灸，若针灸之，恐伤于脑筋。

小儿之病不易于看，宜小心斟酌治之。如其小便短而辛者，用木通甘草汤治之；有热者，钩藤青皮饮治之；有寒者，砂仁温胃汤治之；寒热不清者，砂仁芍药汤主之；有外感发热而咳者，宜参苏饮治之；内伤泄泻者，神曲散治之。

砂仁温胃汤方：砂仁一味。

参苏饮方：人参、紫苏、陈皮、炒枳壳、前胡、半夏、甘草、葛根、桔梗、木香、茯苓、甘草、生姜、竹茹。

神曲平胃散方：神曲、苍术、厚朴、陈皮、甘草。

小儿之脉，不宜寸口为定，只取次指脉线而分。不以寸口取脉者，因小儿血脉不定也，故小儿之脉，多遇数脉线浮于皮，为表；沉伏不见者为里脉；线红者为热，青者为痰，黑者为风；指甲白无血色者，为寒。小儿治法，多以风痰为主要，次以虫食医之。不宜大表、大寒、大热，只可和平、清肺、平肝、健脾化痰之剂，则为安妥也。用陈皮、桔梗、白术汤治之，并用导赤饮清之。

导赤饮方：连翘、生地、木通、甘草、灯心草、竹叶。

小儿虫症，用人参白术茯苓甘草汤治之。

小儿虫上入肝，目不能视者，用乌梅丸治之；如虫太多，小儿欲绝，牙关紧闭，腹胀者，用信土二三厘灌之，其虫则由口鼻、肛门自出。虫减，小儿可活，此治虫之妙方也。

乌梅丸方见前。

化虫方：雄黄、鹤虱、信土、芝麻、蒜白，共研末。贴于脐上，虫化为水。

若出痧者，用升麻、葛根、白芍、甘草、桔梗、川芎治之。出痧不宜大寒、大热，表里亦不宜太过，如渴饮冷水，舌苔鲜红，痧出黑者，用芩连泻肝汤主之。

方：黄芩、白芍、黄连、生地、甘草、木通、砂仁、连翘、银花、钩藤。

如痧伏于肌肉内，一二日不出者，只宜提升之剂，以参芪升麻汤升之，不可用苦寒也。痧症不宜针。

痘　论

小儿痘症，必要之症也。如出天花者，血脉、皮肤、肌肉之中，有血毒也。医痘之法与痧症略同，然痘症只宜催之。方用升麻、葛根、白芍、甘草加桔梗、川芎，先催而透达肌肉，开提肺气，至出三日之后，当宜提升以助之，用参芪归术之类。

如痘出后而不见，复隐于内者，为其气极虚，宜当大补其气。用十全丸兼补中汤治之。

补中汤见前。

十全丸方：人参、白术、茯苓、炙甘草、当归、川芎、白芍、熟地、黄芪、肉桂。

痘起黑皮欲焦者，宜速养肾、升水之剂，参麦六味汤治之。

方：人参、麦冬、地黄、丹皮、枣皮、茯苓、山药、泽泻。

痘出如白泡，周身如鱼肚，其中未见脓。空者，宜另催之，使出也，治法，用银针将所出白泡之痘一概挑破，用温酒洗其周身；内服参芪归芎汤提之，痘始再出。

参芪归芎汤方：人参、黄芪、当归、川芎。

疮癞论

疮者，为血毒淤滞于肌肉之间，血腐化为脓也。宜用清血解毒之剂，用银翘四物汤清解之。血燥者，加牡丹皮、栀子。

疮生于口者，为白口疮，用银翘散治之。

生于喉者，为锁喉疮，用桔梗、贝母加四物汤治之。

生于胸者为胸疽，用黄芪五物汤加白芷治之。

方：黄芪、桂枝、芍药、生姜、大枣、白芷。

生于背者，为瘩背，用贝母、甲珠、牛蒡子治之。

生于两胁者，为胁痈，用蒲公英、地黄、银翘散治之。

生于腰者，为腰癨，用六味黄芪白芷汤治之。

方：地黄、牡丹皮、山药、枣皮、茯苓、泽泻、黄芪、白芷。

生于阳茎、阴户者，男为阳疽，女为阴疽，用黄芪、草薢五物汤治之。

方：黄芪、草薢、桂枝、白芍、生姜、大枣。

生于肛门者，为痔疮。用银翘、贝母四物汤治之。外用朵芋为膏搽之。

银翘贝母四物汤方：银花、连翘、贝母、当归、川芎、芍药、地黄。

朵芋生于山中，叶如海棠、苹果之类。其性酸而收涩，解毒清血。取朵芋果加白芷、当归、川芎共熬滤渣，收之为膏，至冷加入冰片，冷定即成黑膏。搽于痔疮，可愈。此膏兼治杨梅毒疮。

生于阴阳之中者，为横丹。用黄芪、白芷、贝母、四物汤治之。

黄芪白芷贝母四物汤方：黄芪、白芷、贝母、当归、川芎、芍药、地黄。

生于两颊者，为颊翁。

生于虎口者，为手疔，虎口手指之下。

生于大肠之内，便出脓血者为肠痈。外刺足踝内，上隔五分，一针令出紫血即愈，内服秋木树根。

疮之治法，先宜行血、清热解毒之剂，至出头后，宜用拔脓生肌之品。气力弱者，用补气血之方以调之。

疮初生，肿痛者，用铁箍散敷之，内服银翘丹栀四物汤。

银翘丹栀四物汤方：银花、连翘、牡丹皮、栀子、当归、川芎、白芍、地黄。

若成形欲出头溃脓者，用黄芪白芷归芎汤治之，外用铁箍散围之。

铁箍散方：重楼、芙蓉根、野菊花、末菊、藜芦，共研为末。

黄芪白芷归芎汤方：黄芪、白芷、当归、川芎。

若疮生无力，久不出头者，用参芪归术等剂以佐之，出头之后，脓血出不尽者，用水膏药贴之，即可拔脓生肌。

水膏药方：黄芪、白芷、大枣、柿饼、川芎、当归。

右药用香油熬之，加入黄蜡，用好白纸裁成方块，置于药内使贴，贴有药，提出棉纸即是水膏药。贴于疮上即可收口，排脓生肌。

如疮不封口，用生肌活肉散敷之。

方：人参、地黄、当归、川芎、黄芪、柿饼、大枣，共研为末。敷之肌肉自生矣。

如疤不脱者，用玉红膏搽之。即前水膏药方，但所熬之法如一，而用药亦宜生肌活血，消肿拔脓之剂。

如疮不出口者，用金钱破痈法敷之，即可出口。

方：取好古铜钱烧红，放于酸醋淬七次，研末。以溏鸡屎拌匀，贴之，疮即自破。钱末同杜仲，研末吞服，治骨断者，其骨自然接合矣。

生于脚者，为脚杆疮，久不愈者，用叶敷法治之。

方：取大青树叶，用童便浸之，七日取出，打绒，加水银、朱砂贴之数次，或将叶晒干，用砂糖拌擦亦可，或痈疽全安散，按之即愈。

方：川芎、当归、灵甲末、水银、九头狮子、硫黄、雄黄、白芷，共为末。灵甲即野外多年枯骨，用火煅之。

如疮有死肉，不知疼痛青黑肉者，为死肉也，用硇砂割肉丹去之。

方：硇砂、火硝、水银、绿矾、金钱末，共研成丹，按之死肉自落也。

或用金锭丹按之。

方：赤金箔、自然铜、冰片、麝香、乳香、银朱、硇砂，共研细成丹。

如疮出血不止者，用珍珠百宝丹，按之血自止矣。

珍珠百宝丹方：珍珠一分五，草乌、川乌各五分，此二味，先以童便浸七日，次以白马尿浸七日，三以米泔水浸七日，后用清水漂之，后七蒸七露，方除其毒，亦能补人。

三七四分、煅龙骨五分、乳香、没药各四分，用瓦焙枯、人中白三分，瓦焙，并置于化油之上，令油吸收其辛气，以净布隔之，煅墨鱼骨五分，共研为

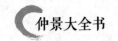

细末。

十三太保丹方：升成丹后，加水三成、水银一两，硇沙七分，雄黄一两，火硝一两二分，白矾一两五分，青盐一两，皂矾一两，轻粉六分，绿矾七分，石胆五分，盐胆八分，朱砂七分，银朱一两，共研为末，用乳钵乳之，乳匀后用升丹之法升之，升成丹后，取出来加冰片五分，乳之即成。

上三丹合，用能治一切枪刀伤、跌打损伤，受伤甚重，气将绝，命在旦夕者，服二三厘，有起死回生之功能。

附骨疽深在骨，外口极小，日久不愈者，用酸矾、硇沙、水银三味乳匀，升成丹后，用玻璃管吹入。若口太小，丹药不能吹入者，用金箔、溏鸡屎、银朱研拌匀，合而贴之，其口即开矣，视其内有多骨、死肉否。如有，用金锭丹按之。内服四物加黄芪汤。

四物汤加黄芪汤方：当归、川芎、芍药、熟地、黄芪。

癞疬头疮者，为因胎毒而成，宜清消胎毒为要，内服银翘四物汤加牛蒡子、贝母、栀子治之。外用蜂房烧灰擦之。

银翘四物汤方：金银花、连翘、当归、川芎、芍药、地黄。

行疗疮者，此疗发现即刻，命危。如疗先起于足踝，或脉下脐下等处。初起，恶寒发热，二日后足痛不止，有一红肿如钱大，根硬尖白，微青，有一小泡，此疮由下走上，上走至心或喉或顶，即死无救。治法，用红铜钱一文，括疗之上，隔二三分，横括至有红子出者为好。次，括疗下红线上如初，横括至红线断后，用银针破之，以盐卤、酸矾水洗之或用蚂蟥、蜘蛛置于疗之两头，令蚂蟥、蜘蛛吸其毒血，血出则疗可治。此疗又名刚疗。初括之时，切忌直括，不然使毒上行，病有危险。

内服方：蛮虫、血竭、蟾蜍、银花、川芎、当归、牡丹皮、贯众。

外用蟾蜍饼搽之。

蟾蜍饼方：蟾蜍、麝香、乳香、没药、曲蟮、冰片、白芷、地黄，共研为细末。合之成锭，磨水擦疮神效。

痱疮者，为皮枯血燥也。用蓖麻子油擦之，数日内服荆防败毒散加银翘治之。

方：荆芥、防风、羌活、独活、柴胡、前胡、茯苓、枳壳、桔梗、川芎、薄荷、甘草、生姜、金银花、连翘。

脓疱疮者，为脾土受湿，血气不周，故血滞于皮毛，受心经之火毒，两下相促，故成脓，溃于皮毛，则成脓疱疮矣。其治之法，宜用黄芪五物汤加苓皮、贯众。如红牡丹皮、栀子、银花、连翘；风热痒者，加荆芥、防风。外用硼砂、酸矾、盐卤水化洗之，后用玉红膏搽之。

黄水疮者，与脓疱疮大不相同也。其病先由皮肤感受湿热，传入于脾，脾受寒湿，则湿走膈膜，水停于肌肉，则成黄水疮矣。其治之法当利湿，燥脾，逐水之方，用甘遂四物汤加白芷、苡仁、怀药治之。外用雄黄、火硝、硫黄、海螵蛸、滑石、黄丹共研为末。按之黄水可止矣。

甘遂四物加方：甘遂、当归、川芎、地黄、白芷、薏苡仁、怀药。

无名肿毒，大疮连生不已者，秋木树根连服数次，即愈。

天麻疯论

天麻疯症，《内经》云，当针刺百日，发汗百日。发汗，用三生麻黄独活汤汗之；清血，用清血解毒汤清之，丹栀四物加银翘汤亦清之。

三生麻黄独活汤方：生川芎、生附子、生半夏、麻黄、独活。

清血解毒汤方：生地、牡丹皮、知母、大黄、白芷、川芎、当归、地榆、甘草、天丁。

丹栀四物汤加银翘汤方：牡丹皮、栀子、当归、川芎、赤芍、生地、金银花、连翘。

杂症方论

抓手抓足者，此为筋挛也。宜用除风，和血，伸筋之剂。

方：生附子、鸡血藤、伸筋草，炖猪脚。

冻疱者，为寒气太甚，血受寒滞，故起也。或起于头部、手部、足部不一。其治之法，用胡椒、辣子和砂糖贴之，其痛可止，再用辣草、血风草熬水洗之。

治瘿瘤方：海花、带皮、梧桐子、细辛、桔梗、瓜蒌。

治牛皮癣方：火硝、食盐、酸矾、七醋、红铜钱（化之同搽）。

治寸白虫，宜用温肾健脾、杀虫之剂。

方：薏苡仁、山药、附片、肉桂、故纸、鹤虱、楝肉、花椒、芝麻、葱白、雄黄，共研末为丸服。

治虫牙方：细辛、花椒、麝香、紫荆皮、冰片，共研为末，和成小丸。按至痛处，其虫自死。

结核起包者，为气走入隔膜，传于肌肉，为气所结成也。若欲散之，用针刺其结核。外用消气行血之药，共熬成膏贴之。

方：沙参、木香、赤芍、海花、海带、川芎、当归、藜芦、乳香，用香油熬之成膏。

截疟方：威灵仙、厚朴、沙参、草果。

又方：常山叶、草果子、打鼓子，令入痰，食吐出。

发疟日久，阳虚者用芸香草、威灵仙、大枣。

疯狗发作论

疯狗咬人。初时不知，未服化风、扫毒、逐瘀之药。日久，其人闻有响器，惊动于风，其病发作，不省人事，乱为撞咬，命在旦夕者，用追风逐毒汤解之。

方：水蛭、蝱虫、斑蝥（米炒）、磁石（煅，醋淬）、雄黄、全蝎，共研末。酒吞下。

又方：绿豆、栀子、郁金三味煎汤，斑蝥（米炒）、巴豆、雄黄三味研末，用汤吞下，能救其人之命。

舌苔辨论

舌者，乃心之苗，声音之发动也。为病之机本，虚实寒热，由胎所现也。

白则为寒，黄为热，红者为火，青寒极。其尖属心，根属胃，左则为脾，右为肺，中间三焦，肝在外。滑则为痰，腻为湿。有胎为实，无为虚。芒刺斑点，舌尖有红子，为心火，苔黑干燥热肠胃，黑而枯焦，脾燥肺，黑而滋润，寒证现黑而短缩，是厥阳。黑亮之苔，病易退；黑如枯烟轻难治，黑苔生死由此现。红而燥者是肝火，红而粉者是肾亏。红如朱者病易治，红如土者难治焉。白者为寒，寒在肺，白滑而薄，痰积胃；白腻而厚，胃受湿；白腻厚黄湿膀胱，脾受潮湿于此现。白若无苔，是痫症；白而又白青白现，大寒大冷阴证在；白而津液水欲滴，唇白口燥寒直现。白而干燥肾水枯，润脾养肝清理肺。白若猪油，病可愈，白若枯骨病难退。黄者为燥热在胃，渴饮冷水是阳明，下之利之热可退。黄而滋润肺受寒，表之用以麻黄桂。黄若石磺病可疗；黄若栀檗病不治。黄病之症看此论，此胎为阴病不轻。看病留神极认真，阳中之阴多现此，用药寒热细细分。

以上舌苔所辨，乃系要理，学者由此当宜辨焉。

舌病乃心经之移也，舌大肿痛而尖有鲜红子者，为心经火旺，有风毒熏也，宜用黄连银翘散治之。

银翘散方见前。

舌出血者，四物血藤汤主之。即归、芎、芍、地、鸡血藤是也。

脉　论

人之生死定之于脉。表里，阴阳，虚实，寒热，脉中细分。然而着脉独取寸口，以决生死之关，寸口在鱼际下九分，即是分为寸、关、尺三部。寸脉属上焦，关中焦，尺部下焦是也。左手寸脉属心，关脉属肝，尺脉为脾土。右手寸脉属肺，关属三焦、膻中，尺部属肾水。左脉为血，右脉为气。故左寸心而右寸肺也。左阳而右阴，故左肝右膻中、三焦是也。左尺营而右尺卫，故左尺脾土，右尺肾水也。每部分有浮、中、沉三脉，故三三而九候也。浮则为阳，其病在表属腑。沉则为阴，其病在里属脏。中则为半表半里，为阴阳之间，其病在肝在三焦，故少阳之谓也。浮而无力为表虚，浮而有力为表实。浮而芤则为气虚，浮脉如水中漂船而在皮，以手按之，举则有余，按之不足是也。沉脉则沉落在底，如物之下陷也，按之有余而举之不足是也。芤则脉来粗大，中间空如葱茎是也。浮而牢则为气触于心也，牢脉者，如圈牢之式也。浮而洪者，为阳之余也，其病在肝与肺，主热也，洪脉来时指下如火飘之，洪大也。浮而弦者，为气血之盛也，其病在心与肺，弦脉者如弓弦也，其形如弯月，在指下平平而去也。浮而滞者，气不行也，滞脉如蚕之食桑而头动也。浮而涩者，为阳之血不行也，其脉如水流无力而行艰也。浮而促者，为气之所闭也，其脉如小牛之食乳而头顶腹也。指下按之脉欲出，而不能出也，浮而滑者，为阳盛痰火也，其脉如水滑在芋叶，易于走动也。浮而数者，表热也，数者，一息脉来六至也。浮而迟者，表寒也，迟者，脉来一息三至也。浮而紧者，为表之伤寒也，紧者，脉来如搓绳而急也。浮而缓者，为表之伤风也，缓脉者如平水悠流之状也。沉者为里属阴也，沉而迟者，为里寒脏冷也；沉而数者，里热也；沉而有力者，为腑病之实也；沉而无力者，为里证之虚也；沉而长者，为里证之有余也。长脉，则三指按之有余剩也。沉而短者，为里证之不足也，短脉，三指按之，只有一二指也。沉而大者，为气有余也。大脉者，脉来如椽也。沉而小者，为血不足也，其脉狭小如豆之滚也。沉而滞者，为气郁也。沉而涩者，为血瘀也。脉迟者为寒，一息脉来三至而无力者，为虚寒。迟而濡者，为寒在阴分也。濡脉者，其脉如蚁之濡濡动也。迟而弱者，为气血虚弱也。弱脉者，其脉如蛇行之不能动也。迟而滑者，为寒痰、水之积也。迟而沉者，为寒在里也。迟而欲绝者，为阳之欲绝也。绝脉者，脉来淡有淡无也。数脉者，为阳为热也，数脉一息六至。数而有力者，为实热也。数而洪大者，热在三阳也。数而弦芤者，热在三阴也。数而浮芤者，浮游之大也。数而伏内者，热气伏于阴也。数而伏者，又为实热伏内也。数而涩滞者，气血之火郁，其病则呕吐而饱胀也。脉来雀啄者，为气之欲绝也，雀啄之脉，如鸡啄食，三四至而一止也。脉来屋漏者，如檐前水滴桶漏之状也。脉来散淋者，为阳气散绝也。散淋脉者，其形如水滴于砂，来至指下闪闪而去也。脉之根在于尺部，为神根。人之脉，尺部有神者，为神根稳也，其病难重而易愈也；脉尺部若绝，若无神者，为无神根也，其病难轻而命存在旦夕也。脉来忽数忽迟，忽浮忽沉不定者，鬼祟脉也。其病为魑魅所扰也。脉来忽滑忽涩者，为鬼胎着腹也。脉气闭绝，其人心微动者，为关窍闭塞也。左脉闭而右脉在者，为血虚气滞也；左脉在而右脉闭者，为气虚痰阻也。

今所阐之脉诀，主乎四大纲领。三部九候而兼有之。第脉有千变万化，学者宜熟读此篇各脉之所兼，由此类推也。

王叔和分配，知脏腑所关系而不知表里。今分此脉，某部属脏又属腑，浮则为腑，沉则为脏。今所分此脉，由脏而分之，如左寸属小肠，关属胆，尺部属胃；右寸属大肠，关三焦，尺膀胱。以浮沉而定脏腑也。

药性辨论

人之有疾，以药医之，故神农尝百草以疗疾。然病有虚实、寒热、表里、阴阳。五脏分为五行，药亦有补泻、寒热；气有五味，色亦有五，故有其病必有其药也。虚则以甘补之，实则以苦泻之，寒则以辛温之，热则以酸平之。药之有气，属气能表，有味属血能理，气味俱有，表里俱治也。苦者，泻火走于心；酸者，平热走于肝；甘者，走于脾属补；辛者，走于肺属散；咸者，走于肾属守。红者，属火走于心；白者，属金走于肺；黑者，属水走于肾；黄者，属土走于脾；青者，属木走于肝。药有阳中之阴，阴中之阳。如气中含有味者，属阳中之阴；味中含有气者，属阴中之阳也。药之叶者，走肺，属表也；梗茎者，走肝，属半表半里也；根者，属脾而走里也；子者，走于肾。用药有和合之生化，如阳药同阴用，则化成既济之法。如辛同酸用，则化走肾；酸同苦用，则化为阴中之阴；辛同辣用，则化为阳中之阳；甘同咸用，则化为固阳；甘同辛用，则化为固阴；辛同辣用，则化为破气；涩同辛用，则化为破血。

用药虽分五味、五色，气味当各走各经，然而数味配合，其中化出生克者，妙化在其中。用药当宜熟读药性，以疗百病。汤头之妙化，有寒热同合一汤者，有表里之剂，而同合一方者，有五味俱全而合成一方者，有三四味合而并用者，各不相同。而病亦有寒热合病者，有表里合病者，亦有外感、内伤兼合病者。病、药合用而成千变万化，妙理由此分也。有通因通用、涩因涩用者。如腹之久泻而不止者，用以行消之剂而通之，为通因通用也，其理因热伏于肠胃而作泻，用以行消之剂，行其食火之尽而自止也。如小便不通而缩之者，为塞因塞用也。其理在命门相火不足，不能运化肾之水，用以温热收涩之剂，俟火足水流而自通也，药性付此，无药即知其性，学者熟读药性更能用也。

心经病理论

人生于世，以精、气、神结合而成。如病之发生，亦不外由气血、皮肤、经络感受。人未病之初，乃气血、精神不生障碍，气血周流，无有阻滞，病何由生？病者先由经络、脏腑之感受也。手少阴心者，为位居无极清高，不染污浊之脏，其病由何而生？心之为病，先由小肠承受而上达于心，如心火旺者，先由胃受燥，食热津枯，肾水不滋脾土，脾燥则肾枯，真水不能上升，阴邪不能下降，故此心火盛也。欲灭心火，先宜润脾、滋肾，使真水上达于心，则火自灭。如黄连泻心火者，黄连性味苦而色黄，为药之根，其性，先走于肾而达于心，故能泻心之火。心火旺，如投以辛辣之剂，则脾燥肝旺，肾水不升，心血枯燥，血受火炎则神不安居，故神恍惚、谵语、错乱，盛则血不住于任，则成舌卷、心气绝，心厥则血停积，此心之弱者。

先由肝虚、胆弱，胆水不滋大肠，津液不注于肾，肾精不上达于包络，于是心血不足，血不足则任脉空虚，故心虚神弱也。欲补心者，先宜平肝壮胆，胆壮则大肠滋润，精液润上达于肾，肾精达于包络，则心血充足注于任脉。心自强而神足矣。如归脾能养心者，得参补血，芪助气，而归益胆，苓术健脾，枣仁安神，远志达肾系通于心窍，使精津达于心，血自强也。如辰砂、琥珀之正心者，辰砂色赤、琥珀结于松树之根，如茯神养心，亦结于松根，辰砂为天产矿物，其体重则能镇心。琥珀、茯神为根之所结，根者为脉络，故养心安神之谓也。如心之伤者，先由思虑过度而起，人之思欲，先发于肝，即伤于心，为脑筋之主持。思虑过多，则脑不息，脑受刺激，则髓不灵，故伤于心也。如血枯经闭者，为心血传肝，肝达于脾，由脾走血海，故成月经，按月下也。何以月闭经枯？先由肝郁血滞，脾不统血，血海未受血注，故此闭枯。欲通经行血，先宜舒肝，肝舒则血注于督，督脉于带，则血行达脾，概入血海，则血通矣。如通血调经用当归、芍药，则使血注于肝，用元胡、香附使气流通，督传于带。如川芎、牡丹皮使血走脾。血海空虚以参、术之剂使血气贯通也。如病之入心，宜理而不可攻散。血宜缓之，不可破也，如血滞不行，瘀积经络者，宜行气通络、清热舒肝，肝血自行矣，血气周转则万病消除，此之谓也。

肝经病理论

足厥阴肝。肝者，主风，又主筋。风者，由何而起？风起于空，为空气之布达，流传而生也。风者，无形、无色亦无声也。风之在天为风，在地为火。如冬月之风，其性猛烈而狂转动也；如春月之风缓也。风之为病，由何而起？先由气虚血滞，滞血受寒，血化为痰，痰即生风，此之谓也。风者，为流动之一物也。风在肺者，令人喘咳；风在筋骨者，故筋骨疼痛；风入心者，令人癫痫，或角弓反张。欲息风者，先宜平肝，平肝莫先于滋肾，滋肾必先润脾，润脾当先清胃。如去风，先宜化痰，化痰莫如理气行血。

肝经之病，有虚有旺。虚者，益之；旺者，平之。益肝先宜养胆，平肝先宜滋肾。如养胆用以龙胆，滋肾用以五味子、枣皮。如肝欲厥，则成两目直视。何以肝厥目直视？肝者，为藏魂，目为肝之开窍，而目系于肾，肾系发源于肝，肝者为独立于空，故肝生风。肝何以主筋骨者，为骨节牵系之丝，为骨节联络一物也。肝属木，木者，旺于春，为四时之首，故克土而生火。其之变化，主以风痰是也。

脾经病理论

脾者，为肌、为肉、为血之统也。脾属土，则能消化饮食。脾为人身造化之一枢机，为转运气血而能统率分配，百脉一脏，故主肌肉，属土者，此之谓也。脾弱，则饮食不能消化，饮食不能化，则津精不达于肾，肾精不上承于心，则血气薄弱，故此病也。脾经之病弱者，先宜平肝；脾之燥者，宜先滋肾。人之饮食入胃，受脾舒达运化，则食积消焉。脾土之受湿，先由肺燥，肺燥则寒浸入于脾，寒滞则生潮湿。潮湿之证有二，一曰，湿热；二曰，湿寒。热者，为肝旺木燥，脾枯而成；湿寒者，先由肺寒甚冷，故成寒湿。湿寒之证，先宜温肾、熏散肺气，气散达外则汗出，汗出则肾水不滞于脾，脾无水滞寒积，其湿消矣。如食积于胃者，为脾弱不能消化饮食也。欲健脾者，先平肝助气，理肺气。肺气调则肝木自平，肝木平，脾土自强，饮食消矣。

湿热之证，不可投以苦寒。如寒甚，则湿滞伏，消食莫先去湿，去湿莫先温胃燥肺，肺燥莫先用以熏散之剂。脾无寒湿，自然健矣。故用参苓白术散者，此之谓也。脾健则饮食消化，饮食消化则精津足，精足则血富，如此精神足，则体康泰矣。

肺经病理论

肺者，为气之出入也。故主呼吸，而属金也。

人生之气，亦莫不由肺所舒。心主血而肺主气。心肺相连，而气血亦不能相离。如气血相离不调，则病矣。人生之气，发源于肝，故肝风为气之流通溢百脉周身，此之谓也。如气不足，则血不能通畅，精神不能爽快。肺属辛金者，为心之所护，故肺居于心上。

金者能克木而生水。如肺之病，先宜治肝，肝之病，先当先滋肾，肾水足，则木畅茂，木畅则空气清洁，气自然流通。如症多有咳嗽者，为肺气不通，则肝气逆，故此血不周流。血滞则化为痰，痰积则咳而呕，是谓痰积生风。

医欲息风，先宜化痰，化痰莫先于行血通气，息风先宜平肝，平肝必先通肺气，肺气通则风自息、痰自化矣。

此论为肺理之变化也。治风则先宜看肝、肺病，即知其理也。

肾经病理论

肾者，为水脏，藏精之所。

肾经之病，先由脾燥木旺而得也。如肾水不升者，为丹田火不足。真阳不能上升，津液不能下降也。水者，属寒，故丹田火不足，则成寒积。寒水积多，则阳减而阴生。肾经之病，宜温而不宜泻。如肾水干枯，只宜平肝治命门相火，使其水火既济，引火归原，此之谓也。

如肾之不纳精，外泄、滑精属下，或精液不足，此为肾气不固。欲固肾气，先宜健脾，温丹田之火。脾强、丹田火足，则精液上达于肾，肾水走如督脉，脊髓复归丹田。感受丹田之真阳相火，则精固而神足矣，于是水火相济，百脉滋润则精神足矣。

恶寒论

恶寒者，何也？但人振振而冷。人之恶寒，先由皮肤、毛孔透开，寒气侵入，传于膈膜，由膈膜传达于肌肉、骨髓。寒聚者，腠理收缩，则人恶寒矣。恶寒之证，为感冒初入皮毛者，以表散之。传入肌肉者，以辛熏之。深入筋骨者，以温而提升之。恶寒之证，由小肠寒达于脾，脾受寒气，则寒湿伏滞。既入于肾，肾水遇寒，则水结为冰，又由肺经感受外邪，则肺气闭而不降，肺气不降，则肌肉收缩，故此发寒。肾水冰冻为阴寒，当宜温散之。如用附参芪之剂，其阴寒则能消散。入肺，滞寒于皮毛为阳邪表寒，宜用麻黄、桂枝以表散之。恶寒之证，由肺传肝，肝移寒于胆腑，继则走三焦，此为邪在半表半里，宜用柴胡、羌活、防风之剂。恶寒而口渴者，何也？初时寒邪入肺，肺气闭，则传入于肝，则肝气不舒。风寒郁滞，脾受肝经之风，则脾土燥，脾燥则肾水干枯，故此恶寒而口渴也。恶寒而发热者，由何而起，初因寒入肺在于皮毛，既传达于脾者，脾燥。脾燥，为寒邪伏于肌肉，肌肉受寒，则腠理收缩，腠理收缩则血管膨胀，故以发热。如服熏散之剂，则血管寒气流通，故而汗出于皮毛，寒自消矣。

发热论

发热者，为身烦躁热，欲去衣也。人之发热，初由邪热内伏，而遇外感，故作发热。发热初由胃燥移热于脾，脾燥即生肝郁，肝郁则邪达于肌肉，肌肉腠理收缩，则血管膨胀。阳邪攻动，则成发热。如发热初时，邪热在肝，肝邪则生风，风气下降，则火炎于地，地火甚盛，则脾自燥，土燥则津液干枯。津枯则人发热口渴，此为里证，宜用行下之剂，以攻肠胃之热，肠胃清消，脾土自润而肝火自平，热不发矣。如肺金受寒，肝木火盛，寒火相促，血气阻滞于肌肉、膈膜、腠理、血管之中。寒热竞争，则为阴阳相搏，遂此发热而恶寒，一身尽痛，用以柴葛解肌汤，调理肌肉、膈膜之中邪气，则寒热内消，热不发而表即解也。

发热证，谵语者，为心经火旺而肝木枯燥。于是神魂飘荡，故谵语、神魂颠倒，发热头痛、目痛者，为邪入脾肝，肝脾受邪，则风火上炎，故头目俱痛而发热。发热，小便赤而短者，为脾受潮湿，三焦不利，膀胱之气不化，则便溺短赤也。宜用利湿消散之剂，则湿热可解，发热不止者，为血受肝木之火，脾经枯燥，血弱气虚，故发不止也，宜养肝木健脾土，脾强木畅，则血气通行，百脉周转，津养营卫，其发自止。

腹痛论

腹痛者，为腹中绞痛，肠胃之不和，气食所积而成也。腹痛之病生，由胃之纳食有余，而脾弱不足以消，故食积痛也，食积之痛，先宜健脾，脾健则食自消，饮食消化，则精津上达，精血皆足，则体强无疾。若欲健脾先当平肝腹之气痛。初由肝郁肺滞，脾不舒畅，则气滞于皮肤、肠膈、油膜，于是得肺气不通，大肠则气不下降于肛门，浊气不出，则气在肠膜膨胀而成气痛。如气之不行，遇有小肠冷气，寒侵于大肠，寒气相促，则成寒气疼痛。若脾再不舒，肝木上逆，则成呕吐；三焦不利，水气寒积，则成胸膈饱胀；寒水遍走于膈，则成皮肿痛。腹痛有实热积于肠胃者，宜清而下之。实热因何积于肠胃，先由木旺脾燥，肾水不滋，由于脾胃肺燥，移热于大肠也。清理湿热者，先宜清下肠胃，肠胃清则脾润、肾滋、肺气清洁，而气降于大肠，热从肛门而出，实热自然消矣。

咳嗽论

咳嗽者，为肺气逆而痰滞也。咳者，咳时口中无物；嗽者，咳即有痰是也。咳嗽之症，多由肺气滞而痰积也。人之生痰由何而成？乃由血化，血何以化痰？皆由气虚血滞而成也。痰者，有寒有热。痰何为寒？初因血虚肾冷，脾胃积也，此痰即寒也。何为痰火？如痰之极稠而黄是也。痰热者，先由肺燥脾枯而成热也，痰能流行于周身，无处不有。入心，则人昏迷；入肝，则目眩眼花；入肺，则咳而喘；入脾，则四肢不仁麻木；入肾，则筋骨疼痛。

温灸艾绒治法：先取蕲艾，打绒去骨，次用细辛、麝香、乳香、苍术、牙皂、硫黄精等味，研末合于艾绒之内，以火燃之，温灸其穴。

造针法：用钢铁为之，细如缝针，长约二寸五分，制成之后，以火烧之，用酒醋淬之三次，用香油淬一次，令其能刚能柔，针刺之后，用消毒水煮之。针刺之时，定准穴道，刺入三分或四五分。看其病轻重刺之，刺以消肿、消毒者，用三棱针刺之，令其血出。

灸法：灸之法，用灯心草燃火烧之亦可。病有当针而不宜灸者，当灸而不宜针者，穴亦有针不能灸者，有灸不能针者，各不同也，又有针灸俱不可者。

精选清末云南名医著作集萃（余道善卷）内容简介

精选清末云南名医著作集萃（余道善卷）为清末民国时期云南大理名医余道善（字性初）所著，是云南大理地方具有代表性的中医古籍，共包括《医学通灵》《仲景大全书》《余氏医论医方集》三部，具体各书简介如下。

1.《医学通灵》：全书共四卷，卷一摘录中西汇通切要处，指点人身中脏腑、经脉、六气、阴阳大略，卷二剖明伤寒六经及杂病脉证治法，卷三分别明晰十二经诸病及其脉证治法，卷四详论二十八脉法及药性。该著作以浅略文字编成，内容由浅入深，从理论到临床，使学者容易参阅和记忆。

2.《仲景大全书》：共计五卷，前三卷是余氏结合云南本土风情、社会文化、气候条件等对张仲景《伤寒杂病论》条文进行深入剖析，并汇聚云南诸位医家临床经验增补方论；后两卷为《卒病论》上下卷，是余氏总结自己及诸位同道的临床经验汇编而成，该部著作系仲景之学在滇西多民族地区临床的应用、理论的总结以及经典的传承。

3.《余氏医论医方集》：由《诊脉要旨》《余记内外良方》《医学五则·伤寒脉诀》《余性初医案》《奇方妙术》《是乃仁术》六部分组成。《诊脉要旨》从脉诊理论研究源流入手，结合地域气候、人群特点，对临床常见脉的主病、特征、脉理及鉴别等进行了详细地介绍。《余记内外良方》包括药性、外科要方、内科要方三部分，其中药性部分介绍了34味地方中草药的性味、功效及使用方法，还介绍了八对属"十八反""十九畏"药对的特殊使用方法。外科要方和内科要方部分共介绍百余首临床经验处方，多数方子不仅有详细的组成、剂量使用方法，还有辨证使用经验，具有一定的理论和临床价值。《医学五则·伤寒脉诀》以歌诀形式，概括了《伤寒论》六经脉、证、传变及治法、方药。《余性初医案》汇集余道善先生临证精要病案。《奇方妙术》以常见病为纲，介绍疾病的特色诊疗方法方药。《是乃仁术》从五脏六腑的生理功能及其病理变化入手，结合经脉循行、内伤外感等，分析了临床常见病证的病机特点，并以补、表、清、利、平五分法，介绍了五类共120味常用药，附方43首。